父母是宝宝最好的按摩师和家庭医生

一学就会的小儿推拿

程凯　陶冶　著

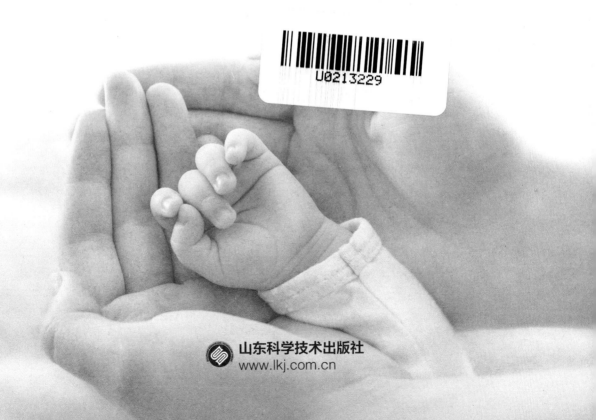

U0213229

山东科学技术出版社
www.lkj.com.cn

父母是宝宝最好的按摩师和家庭医生！
让我们一起，用双手和爱心呵护宝宝健康！

前言

　　中医理论认为，经络是人体内经脉和络脉的总称，是气血运行的通路。如果气血循环顺畅，人就身体健康；如果气血运行受阻，人就容易疾病缠身。推拿疗法是在传统经络理论的基础上，运用多种手法的穴位刺激，使经络通畅、气血流通，从而达到调整脏腑功能、治病保健的目的。小儿推拿的治疗体系形成于明代，明清时期在儿科中得到广泛应用。大量临床实践证明，推拿手法不仅对小儿常见病、多发病有较好的疗效，而且对增强幼儿免疫力成效显著。

　　很多家长想自学一些小儿推拿的手法，但又担心自己没基础，或是学得不科学。北京市非物质文化遗产保护项目、具有百年历史的"程氏针灸"传承人程凯博士的新作《一学就会的小儿推拿》可以解决他们的后顾之忧。程凯博士是我国经络实质研究首席科学专家、国医大师程莘农院士之孙，他针对幼儿发育的特点，对小儿推拿有独到的见解，尤其是对于穴位的补泻更加灵活多样，不是拘泥于顺补逆泄，而是根据操作时间长短、手法轻重、频率快慢来体现清补，突出穴位双向调节的特性。在图书的编排上，从基本手法入手，逐步深入到家长关注度较高的婴幼儿偏食、出汗、睡眠不佳、发育迟缓等问题，再深入到常见的婴幼儿感冒、发烧、腹泻、咳嗽、湿疹、呕吐等小儿常见疾病，不仅配有清晰、明确的示范图，还有50多个可扫码观看的操作视频，形象、直观，让新手爸妈一看就懂，一学就会。

　　父母是宝宝最好的按摩师和家庭医生！让我们一起，用双手和爱心呵护宝宝的健康！

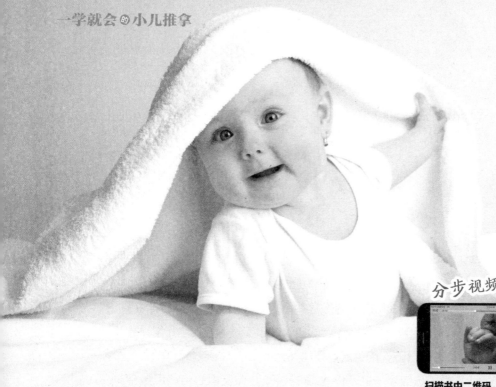

一学就会的小儿推拿

分步视频 一学就会

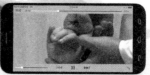

扫描书中二维码，观看相关视频

视频开通方式说明:

1. 扫码或电话联系客服 → 提供购书凭证 → 网站注册 → 向客服提供用户名 → 开通免费服务

毕老师：13811245625　　徐老师：13811245627（二选一即可，手机号同微信号）

2. 扫码打开界面 → 点击右上角头像登录 → 选择视频 → 点击"开始学习"→ 观看视频

程氏小儿推拿课程

提示：如视频不能播放，可直接拨打课程顾问电话：13811245625 / 13811245627

第三章 捏捏按按，日常小问题轻松解决 ……… 23

第四章 22种儿科常见病的推拿治疗 ………… 44

第一章

程凯教授的
小儿推拿基础课

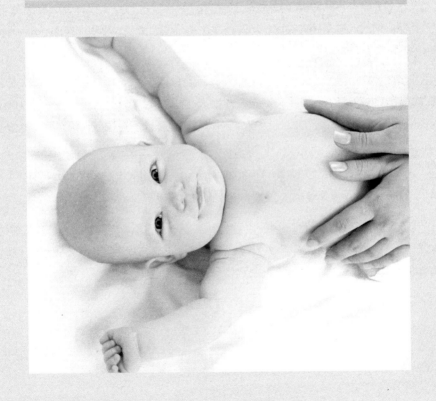

小儿推拿适用的年龄范围

小儿推拿手法适用于 0 ~ 6 岁的婴幼儿，对 3 岁以下的婴幼儿作用尤其明显。刚出生的小宝宝，可以在抚触的时候适当加入一些简单的儿推手法，比如捏脊等。宝宝百天以后，基本上所有的儿推手法就都可以使用了。

小儿推拿的力度和时间要求

● 小儿推拿手法与成人推拿手法一样，都应符合持久、有力、均匀、柔和的基本要求，以"深透"为目标。与成人推拿手法相比，小儿推拿更加轻快、柔和、平稳，轻而不浮，快而不乱，柔中带刚，实而不滞，适达病所。

● 小儿肌肤娇嫩，且配合度有限，所以推拿时要求轻快、轻柔。快，是指操作频率快，每秒 3 ~ 5 次。每次推拿总时长以 15 分钟左右为宜，一般不超过 30 分钟。轻，是指用力不可太大，给予一定的压力即可，不使用蛮力，以宝宝感到舒适为宜，而不是像成人般以耐受为度。

● 轻柔缓和、刺激强度较小的手法，操作时间可适当长一些，而一些具有较强刺激的手法，如拿、捏、掐等，操作时间应短一些，并应根据小儿的年龄、体质、病情等诸多因素综合考虑。两岁以下的小儿，每个穴位的操作不宜超过 300 次。

● 做儿推保健不必拘泥于时间，若宝宝配合可以一气呵成，若宝宝不太配合，则可以拆分操作，也就是化整为零，随时做几个。也可以边游戏边推拿。若宝宝白天不配合，可以在其晚上睡觉前或睡着以后做。总之，灵活掌握即可。

小儿推拿的操作顺序要求

一般情况下，小儿推拿应按头面—上肢—胸腹—腰背—下肢的操作顺序进行。无论男孩女孩，上肢只做左手，下肢双侧均做。推拿时遵循先轻后重、先主后配的原则。有些穴位刺激性较强，易引起小儿哭闹，应先推刺激较轻不易引起小儿哭闹的穴位。选穴时尽量先推主穴，后推配穴。

每次给孩子推拿最好只针对一个病症，如果保健和治疗目的太多、推拿的穴位太杂，反而会影响最终效果。

如何提高取穴的准确度

我们不认识路的时候，往往会根据附近的标志性建筑来确定大方向。中医取穴也是一样的道理，一般先找一些体表标志作为取穴测量的基础点，这样找起穴位来又快又准。比如腿部取穴时，我们会找内外侧"膝眼"和内外侧"踝骨高点"作为标志点，腿部大部分穴位的位置都跟这几个体表标志相关。有了这个基本概念，就很容易找到穴位了。

那么，取穴的常用方法是什么呢？

一般情况下，最常用最方便的方法就是"手指同身寸取穴法"，这种方法又叫"手指比量法"。这里要注意，在幼儿身上找穴位时，要以幼儿的手指为参照，切勿用大人的手指去测量。

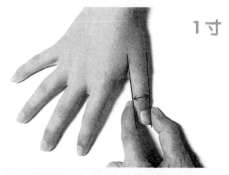

1寸

1寸：小儿拇指的指关节宽度为1寸。

2寸：小儿食指、中指和无名指并拢后的宽度，以中指第二指间关节横纹（靠近指尖的第一节横纹）为水平线衡量。

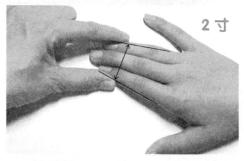

2寸

3寸：小儿食指、中指、无名指和小指并拢后的宽度，以中指第一指间关节横纹（靠近指根的第一节横纹）为水平线衡量。

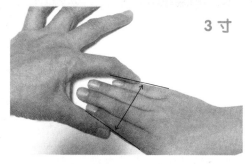

3寸

一学就会的零基础推拿手法

在小儿推拿中，我们常常会用到下面这些手法：

推法

推法是在"线"或"面"上的操作手法，根据推拿方向的不同，可分为直推、旋推和分推三种。

直推法

操作　用拇指罗纹面或食指、中指指腹在穴位上做直线推动，频率为每分钟200~300次。多用于头面部、四肢部、脊柱部。

要领　操作者着力指面要与穴位贴紧，用力着实，动作轻快连续。

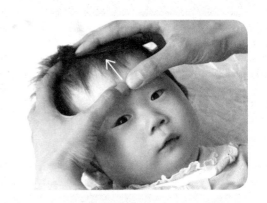

旋推法

操作　以拇指罗纹面在穴位上做顺时针或逆时针方向的旋转推摩，频率为每分钟150~200次。主要适用于手部五经穴及面状穴位，如旋推脾经、肺经等。

要领　手法轻柔，不带动皮下组织；仅靠拇指小幅度运动，不得有肘、肩关节的大幅度运动。

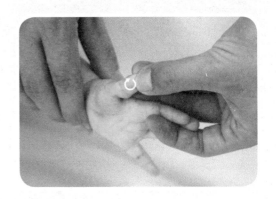

分推法

操作 用双手拇指螺纹面或指侧面，从穴位中间向两旁做分开推动。一般每分钟200~250次。主要适用于头面部、胸腹部、肩胛部等。

要领 向两旁分推时，动作应轻而快，就像被微风吹起的柳枝轻抚水面的感觉。

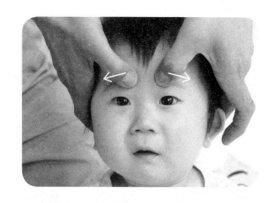

揉法

揉法是针对穴位"点"的操作手法，操作时不特别强调方向。揉法的力道比推法稍微重一些，就像在水中搅动一样。揉法分为指揉法和掌揉法。

指揉法

操作 以拇指或中指指面在穴位上揉动。

要领 用力轻柔和缓，小幅度、顺时针或逆时针方向揉。

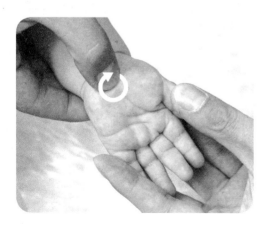

掌揉法

操作 用手掌着力于穴位上做顺时针或逆时针方向环旋揉动。

要领 动作幅度不宜过大，应深透而不滞涩，频率为每分钟120~160次。

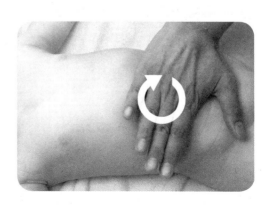

按法

　　按法和揉法一样，也是针对"点"的操作。它是用拇指或手掌的掌根按在穴位上，再逐渐向下用力按压的方法。按的时候手劲要比揉法更重，"以手代针，深取之"，往往取穴时按到穴位最深处，然后发力。本法刺激性较强，常与揉法并用，称为按揉法，这样推拿的效果就会被大大地激发出来。

要领　1.操作时，按压的方向要与穴位垂直，垂直施力。
　　　　2.按压的力度由轻到重，一压一放，反复操作。
　　　　3.按压穴位时，不可有移动。

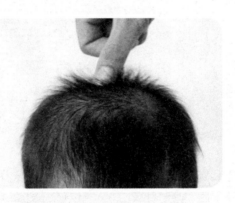

摩法

　　摩法是用手掌面或食指、中指的指面附着于穴位上，以腕关节连同前臂，做顺时针或逆时针方向环形移动的摩擦，分为指摩法和掌摩法。指摩法和掌摩法主要适用于胸腹、胁肋部，刺激轻柔和缓，常用于宽胸理气，消积除胀满，治疗脘腹疼痛、食积胀满等症。摩法要求的时间比较长，一般要 3 ～ 5 分钟。

指摩法

操作　将食指、中指、无名指、小指四指并拢，掌指关节自然伸直，肘关节微屈，腕部放松，以指面着力，附着在患儿体表穴位上，前臂主动运动，通过腕关节按顺时针或逆时针方向的环形摩动。

掌摩法

操作 用掌面着力，附着在患儿体表穴位上，前臂主动运动，通过腕关节按顺时针或逆时针方向环形摩动。

要领 动作要和缓协调，用力轻柔、均匀，不应过于沉滞而带动皮下组织，频率为每分钟120次左右。

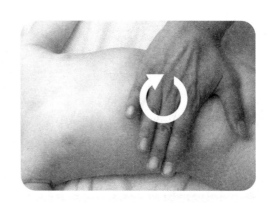

掐法

掐法是指用拇指指甲既快又重地掐在穴位上，适用于头面部和手足部的穴位，常用于点状穴，主要用于开窍、醒神，如掐人中、掐老龙等。在临床上这种方法常常用于急救。我们常常听到的"掐人中"就是这种方法。如果小孩高热或惊厥，就要掐揉人中和老龙穴，用指甲盖掐，指腹同时揉，就能迅速见效。操作时以痛为度，如果患儿大声啼哭应立即停止。

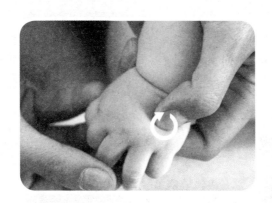

操作 医者手握空拳，拇指伸直，紧贴在食指中节桡侧缘，以拇指指甲着力，吸定在穴位上，逐渐用力进行切掐，用力应垂直于穴位。

要领 操作时，应垂直用力切掐，可持续用力，也可间歇性用力以增强刺激。掐法是强刺激手法之一，不宜反复长时间应用，更不能在掐的时候左右抠动，以免掐破皮肤。

捏法

操作 用拇指与食、中二指或拇指与四指的指面夹持住宝宝肌肤，相对用力挤压并一紧一松逐渐移动。小儿推拿中最常用到的捏法就是捏脊。捏法分二指捏和三指捏两种。

　　二指捏是用食指指侧抵在皮肤上，大拇指放在旁边的皮肤处，两个手指共同捏拿肌肤，边捏边交替前进。三指捏的捏法与二指捏一样，只是多一个中指同时用力。

要领 操作时既要有节律性，又要有连贯性。操作时间的长短、手法的轻重及捏挤面积的大小要适中，用力要均匀。

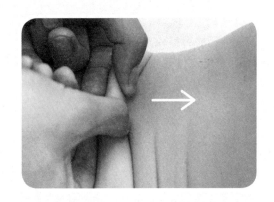

运法

操作 用拇指或食指、中指的指端按在穴位上，做弧形或环形推动。频率为每分钟80～120次。

要领 用力宜轻不宜重，运法的速度要比推法慢一点，手掌面有酥痒感时效果最好。

拿法

操作 用拇指和食指、中指相对夹住穴位处的肌筋，做一紧一松的拿捏动作。主要适用于颈部、肩部、腹部、四肢。

要领 拿时动作要缓慢，有连贯性，不能断断续续。力道要由轻到重，再由重到轻，交替进行。

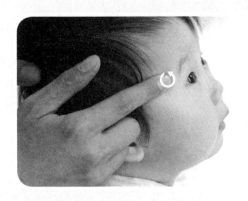

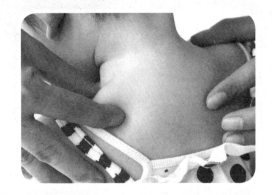

擦法

擦法是用手在患儿体表做直线往返摩擦运动，通过柔和温热的刺激温通经络、行气活血。根据接触部位的不同，擦法可分为掌擦法、大鱼际擦法和小鱼际擦法三种。

操作

● 用掌根贴紧皮肤且手掌伸直，沿上下或左右方向做直线往返摩擦的手法，称掌擦法。

● 用拇指外侧缘紧贴皮肤，沿上下或左右方向做直线往返摩擦的手法，称指擦法。

● 用手掌小鱼际部紧贴皮肤，沿上下或左右方向做直线往返摩擦的手法，称小鱼际擦法，又称侧擦法。

要领

● 不论上下还是左右方向，均应直线往返，不可歪斜。

● 擦时用力要均匀而适中。

● 动作要均匀连续，频率为每分钟 100 次。

● 可在操作部位涂抹婴儿油，以免损伤皮肤。

● 擦法操作后不可在相同部位再用其他手法。

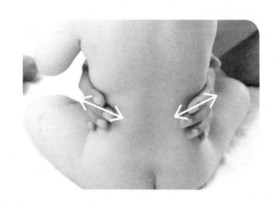

孩子体质不同，推拿方法也不同

中医学里把孩子的体质分为健康、寒、热、虚、湿 5 种类型。不同体质的孩子要采用不同的方法进行保健。

健康型：孩子身体壮实，面色红润，精神饱满，吃饭香，大小便正常。饮食调养的原则是平补阴阳，营养均衡。

寒型：小孩身体和手脚冰凉，面色苍白，不爱活动，食欲不好，食生冷食物容易腹泻，大便溏稀。对于这类孩子，父母可以每天给孩子捏脊 2 ~ 3 次，按揉外劳宫 100 次。饮食上宜多食辛甘温之品，如羊肉、鸽肉、牛肉、鸡肉、核桃、龙眼等，忌食寒凉之品，如冰冻饮料、西瓜、冬瓜等。

热型：小孩形体壮实，面赤唇红，喜欢吃凉的食物，常爱喝凉水，烦躁易怒，贪吃，大便秘结。每天给孩子清天河水 200 ~ 300 次。此类孩子易患咽喉炎，外感后易高热。饮食上宜多食甘淡寒凉的食物，如苦瓜、冬瓜、萝卜、绿豆、芹菜、鸭肉、梨、西瓜等。

虚型：孩子面色萎黄、少气懒言、神疲乏力、不爱活动、汗多、饭量小、大便溏软。每天给孩子补脾、肝、心、肺、肾各 100 次，就是在孩子的 5 个手指面分别按顺时针方向旋转推动。饮食上宜多食羊肉、鸡肉、牛肉、海参、虾蟹、木耳、核桃、桂圆等，忌食苦寒生冷食品，如苦瓜、绿豆等。

湿型：孩子喜欢吃肥甘厚腻的食物，形体肥胖、动作迟缓、大便溏烂。每天给孩子捏脊 3 ~ 5 次，推板门 200 次。饮食上宜多食苡仁、扁豆、海带、白萝卜、鲫鱼、冬瓜、橙子等，忌食石榴、蜂蜜、大枣、糯米、冷饮等。

小儿推拿的注意事项

● 小儿推拿应在室内进行，避风、避强光。应保持室内安静，空气清新，温度适宜。室温控制在 22℃ ~ 24℃ 之间。推拿时不需要给宝宝脱光衣服。室内应光线充足，以利于诊察小儿病情，以及推拿后宝宝的反应。

● 操作者的双手要保持清洁温暖，摘去戒指、手镯等饰物。指甲宜短不宜长，刚剪的指甲要锉平。可以先在大人身上试试力度，以免弄伤宝宝娇嫩的肌肤。

● 一般宝宝饥饿时或刚吃饱的时候不易做儿推。宝宝情绪不稳定的时候，应安抚后再进行推拿。

● 小儿肌肤娇嫩，推拿时可以选用爽身粉、痱子粉、婴儿乳液等作为介质。

第二章

22个特效穴位
——宝宝平安健康的枢纽

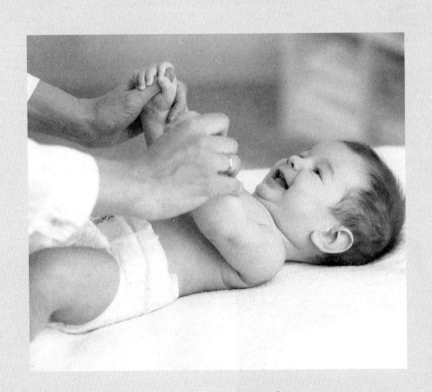

开天门 ——让元气自由出入

位置 两眉中间至前发际成一直线。

操作 两拇指自下而上交替直推，称推攒竹，又称开天门。推50~100次。

功效 疏风解表、镇静安神、醒脑止痛，常用于小儿外感头痛、精神不振等症。睡觉前给宝宝推这个穴位，宝宝会感觉特别舒服，很快就会安静下来。

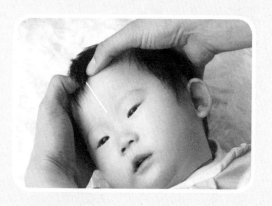 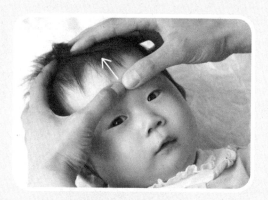

推坎宫 ——守护眼睛的卫士

位置 自眉头沿眉心向眉梢成一横线。

操作 两拇指自眉心向眉梢做分推，称推坎宫。推50~100次。

功效 醒脑明目、疏风解表。常用于治疗外感发热和急性结膜炎。如果宝宝内火大、眼睛发红、眼屎多，就可以多给宝宝推坎宫，搭配清肝经、清心经、清天河水、掐揉小天心，很快就能解决问题。

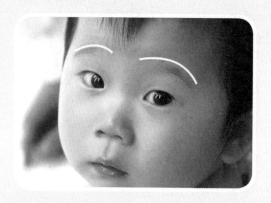 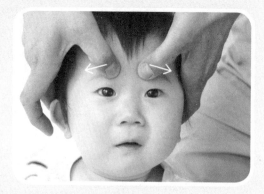

运太阳 ——预防和治疗感冒

位置 眉梢与眼角延长线相交处，眉后按之凹陷处。

操作 以拇指或中指指端在穴位上做环形运转推动，运50～100次。运时向耳廓方向稍用力。

功效 疏风解表、清热、明目、止头痛。运太阳穴可以很好地预防和治疗感冒。

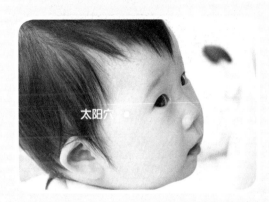
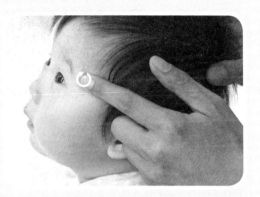

推天柱骨 ——宝宝呕吐轻松治

位置 颈后发际正中至大椎成一直线。

操作 用拇指或食指自上而下直推，推100～500次。

功效 用于恶心呕吐、外感发热及咽喉肿痛等。

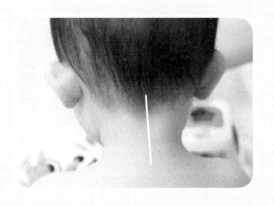
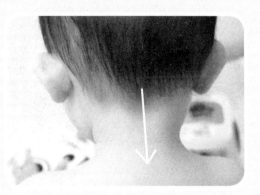

揉耳后高骨 ——孩子头痛的克星

位置　耳后入发际高骨下凹陷中。

操作　用拇指或食指揉，揉30~50次。

功效　疏风解表，安神除烦，多用于感冒引起的头痛、惊风、烦躁不安。

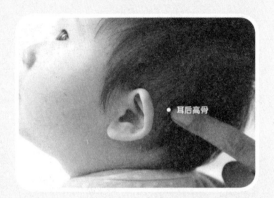
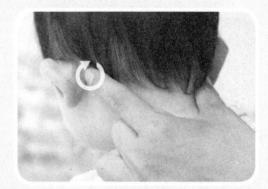

耳后高骨

补肾经 ——先天不足后天补

位置　小指末节罗纹面。

操作　从小指第二指间关节直推到指尖，推100~300次。此处一定要注意推动的方向，这与补泻有关，补泻弄错了治疗效果可就不一样了，一定要看仔细哦！

功效　补肾益脑、温阳下元。用于治疗先天不足、久病体虚、多尿、遗尿、虚汗喘息等症。

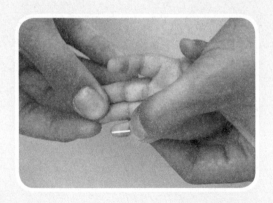
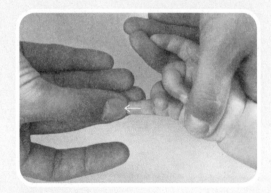

推三关 ——治疗受凉感冒有奇效

位置 在前臂桡侧（拇指侧），自腕横纹至肘横纹成一条直线。

操作 用拇指侧面或食指、中指指面自腕推向肘，推50~100次。注意推动的方向是从腕到肘，不可反向操作。

功效 温补阳气散寒，主治虚寒病症。对于治疗阳气不足引起的四肢发冷、食欲不振、积食、吐泻等效果显著。宝宝因受凉引起感冒时，推三关效果良好，其发汗之力相当于我们熟悉的生姜红糖水。（注意：较小的宝宝不宜食用姜糖水，其辛辣之味对宝宝的肠胃太过刺激。）

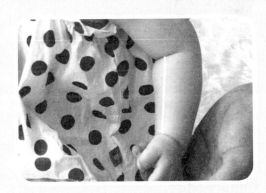 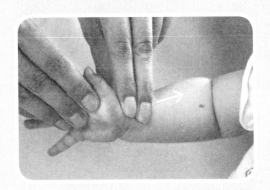

揉外劳宫 ——祛除体寒

位置 在手背中央与内劳宫相对。

操作 以拇指指肚在穴位上做顺时针或逆时针方向旋转揉动，揉100~200次。

功效 温阳解寒、发汗解表。孩子脾胃虚寒、消化不良、肠胃不好时可以多揉外劳宫。揉外劳宫与推三关合用，还可以治疗风寒感冒、寒性拉肚子、手脚凉、遗尿等病症。

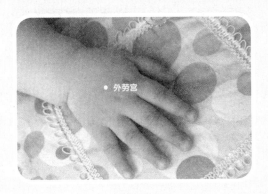

• 外劳宫

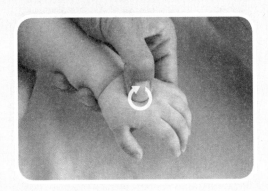

运内八卦 ——巧运八卦除百病

位置 在掌心内劳宫四周。

操作 用运法，顺时针方向掐运。运法宜轻不宜重，宜缓不宜急，要在体表旋绕摩擦推动，不带动深层肌肉组织。频率一般每分钟80～120次为宜。

功效 对咳嗽、胸闷、腹胀、呕吐及食欲不振效果良好。

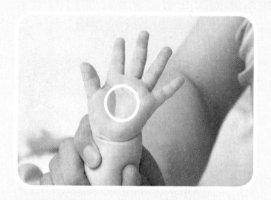
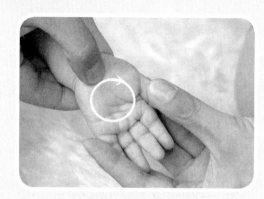

清天河水 ——去火降温

位置 前臂内侧正中，自腕横纹至肘横纹成一条直线。

操作 用食指、中指指腹自腕推向肘，推100～200次。

功效 天河水就像人体的清凉之源，按摩这里能清热解表、泻火除烦。除了发烧需要推拿此穴位外，孩子有内火、上火时都可以用此手法，一般推200～300次。发烧体温超过38.5℃时清天河水300～500次，可快速退烧。

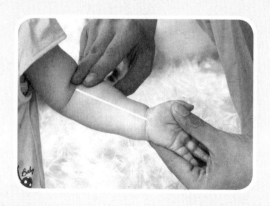
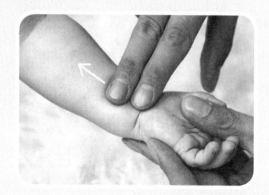

退六腑 —— 迅速击退高热

位置 在前臂尺侧（小指侧），自肘关节至腕横纹成一条直线。

操作 用拇指面或食指、中指指面自肘推向腕，推100~200次。推的方向一定是从肘到腕，不可反向操作。

功效 清热、凉血、解毒。当宝宝出现高热烦躁、咽喉肿痛、大便干燥等实热证时，推荐妈妈们给宝宝退六腑。退六腑的清热力度比清天河水强很多，通常体温超过39℃时，清天河水加退六腑并用，退热效果良好，一天之内如果体温不退，可反复推3~4遍。

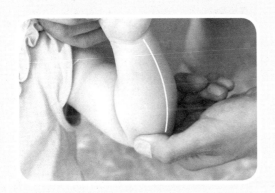 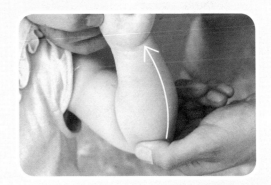

揉板门 —— 健脾和胃助消化

位置 手掌面大鱼际平面。

操作 用拇指按揉板门，顺时针、逆时针都可以。揉100~200次。

功效 揉板门就像吃健胃消食片一样，能健脾和胃、消食化滞。可治疗积食，帮助宝宝解决胃动力不足的问题。

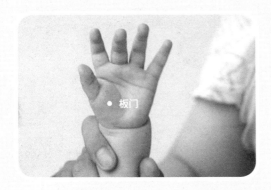

板门

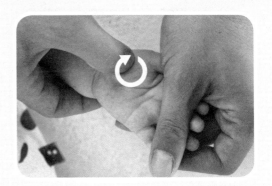

推四横纹（掐四缝）——轻松改善积食

位置 手掌面，食指、中指、无名指、小指第一指间关节横纹处。

操作 用拇指指甲分别掐食指、中指、无名指、小指近节指间横纹。

功效 清热除烦、祛瘀散结。宝宝如果积食，舌苔白厚，掐四缝穴非常有效。掐时选择在四缝的位置上找出颜色深的血管来掐，力度不需太大。也可以几个手指轮流掐，反复做10~20遍。掐四缝一般两只手都掐的效果更好，往往操作一两次之后宝宝舌苔就会变淡，胃口大开。

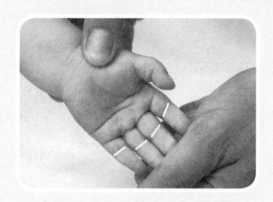
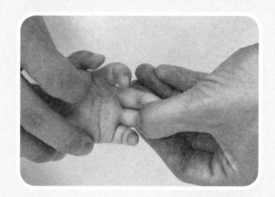

清肝经 ——还孩子一片宁静

位置 食指末节罗纹面。

操作 由指端向指根方向直推，推100~300次。

功效 平肝泻火、镇惊除烦。常用于治疗抽搐、惊风、肝火旺引起的烦躁不安等症。

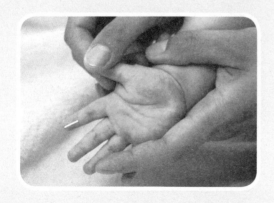
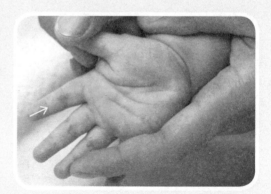

清大肠 ——清肝胆之火

位置 食指桡侧（近拇指一侧），自指尖至虎口（食指与拇指在手掌部衔接处）成一直线。

操作 从虎口直推向食指尖，推100~300次。

功效 清大肠经具有清利、除湿热、导积滞的作用，并能清肝胆之火，调理肠道。如果宝宝大便干结，颜色深，呈一粒粒的形状，说明大肠有热，要清大肠经。

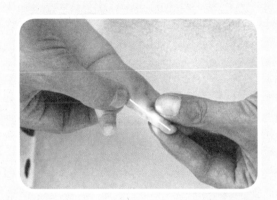 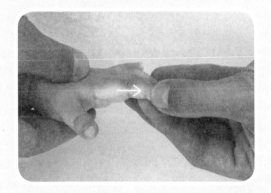

补脾经 ——脾胃问题轻松解

位置 拇指末节罗纹面。

操作 将小儿拇指屈曲，沿着拇指的侧面从指尖一直推到指根，推100~300次。

功效 健脾胃、补气血。常用于脾胃虚弱引起的食欲不振、消化不良等症。

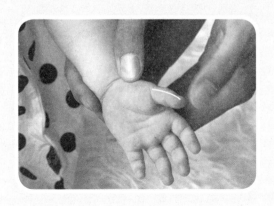 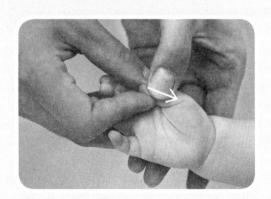

揉中脘 ——治疗肠胃感冒

位置　肚脐向上4寸，于胸骨体下缘到肚脐正中连线的中点。

操作　用中指按揉中脘穴，揉50～100次。按顺时针或逆时针方向都可。

功效　健脾胃、消食和中。主治泄泻、呕吐、腹痛、腹胀、食欲不振等。揉中脘与分腹阴阳合用可治疗肠胃感冒、肠胃炎等病症。

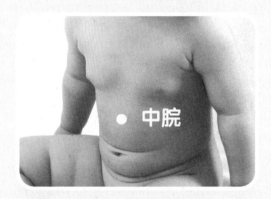
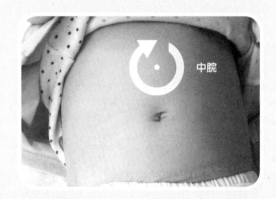

摩腹 ——便秘腹泻不用愁

位置　腹部中间，肚脐周围。

操作　用手掌或三指并拢按在腹部轻轻摩动，顺时针、逆时针摩动各半，摩5分钟。指摩可稍轻快，掌摩可稍重缓。

功效　健脾和胃、理气消食。顺时针和逆时针摩腹的功效不同，便秘时用顺时针摩，大便不成形有腹泻的倾向时用逆时针摩。

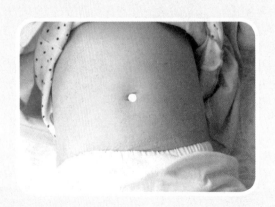
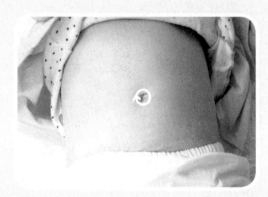

分推肩胛骨 ——止咳化痰

位置 位于胸廓的后面，是三角形扁骨，介于第 2~7 肋之间。

操作 用双手的大拇指或食中指从肩井开始，沿着肩胛骨内侧缝边缘做"八"字形从上往下分推，称分推肩胛骨。推时手法要柔和，速度要缓慢，用力要渗透，不要用蛮力。

功效 分推肩胛骨有宣通肺气、止咳化痰的作用。主要用于镇咳和治疗支气管炎、支气管哮喘。尤其对于外感初咳，分推肩胛骨 5~10 分钟，一天两次，止咳效果明显。

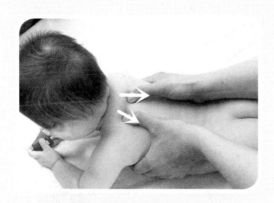

揉龟尾 ——让宝宝排泄通畅

位置 在尾骨端。

操作 用拇指端或中指端揉，揉50～100次。按顺时针或逆时针方向旋转揉动都可以。

功效 揉龟尾能通调督脉之经气，调理大肠。主治腹泻、便秘、脱肛、遗尿、痢疾等。龟尾穴是一个智能穴，按摩此穴位具有双向调整的作用，所以无论治疗腹泻还是便秘，都会取此穴。

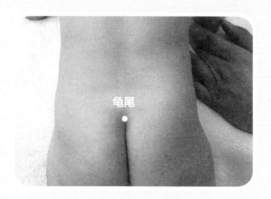

龟尾

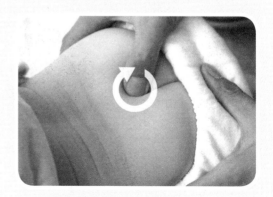

捏脊 ——强身健体

位置 大椎至尾骨端成一直线。

操作 拇指在后,食指、中指在前,三指同时用力拿捏皮肤,双手交替捻动,缓缓前移。从尾骨端一直捏到颈部大椎穴,每交替捻动 3 次,便轻轻用力上提 1 次,有时可听到"叭、叭"的响声。捏 3 ~ 5 遍,至皮肤红润微充血而止。捏第一遍以及最后一遍的时候不用做上提的动作。

要领 操作时捏起皮肤多少及提拿用力大小要适当,而且不可拧转。捏得太紧,不容易向前捻动推进,捏少了则不易捏起皮肤。捻动向前时,需直线前进,不可歪斜。

功效 调节脏腑功能,宝宝积滞、厌食、消化不良等脾胃疾病都可以用捏脊法来治疗。

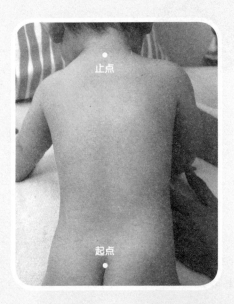

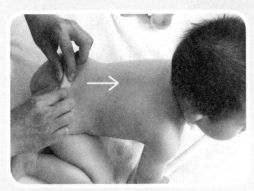

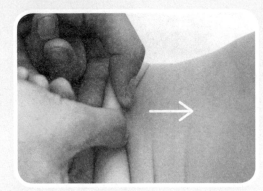

第三章

捏捏按按，
日常小问题轻松解决

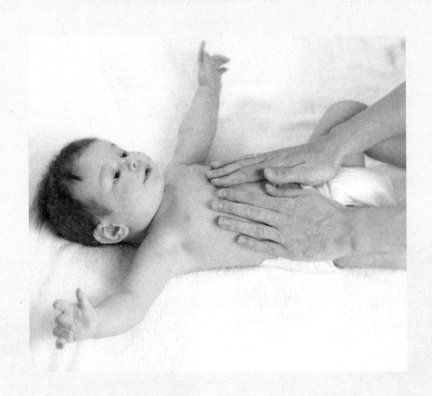

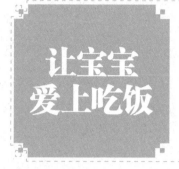

让宝宝爱上吃饭

小宝宝脾胃功能差，运化能力不足，饮食缺少自控力，如果喂养不当，很容易厌食、挑食、偏食。在宝宝成长过程中，建议家长们遵循三分寒七分饱的原则来喂养。同时配合一些有效的推拿手法，让宝宝爱上吃饭。

补脾经

位置 拇指末节罗纹面。

操作 旋推式或直推式。将小儿拇指屈曲，沿着拇指的侧面从指尖一直推到指根。推100～300次。

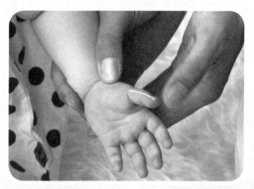

直推：在拇指侧面操作。

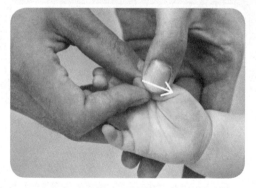

旋推：在拇指掌面罗纹面操作。

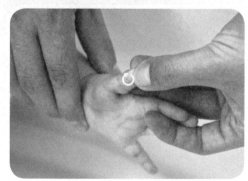

推四横纹（掐四缝）

位置 手掌面，食指、中指、无名指、小指第一指间关节横纹处。

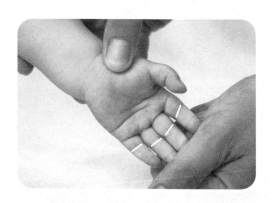
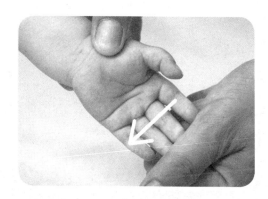

操作1 推四横纹：小儿四指并拢，从食指横纹推向小指横纹，推100～300次。

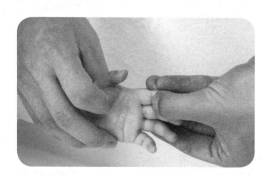
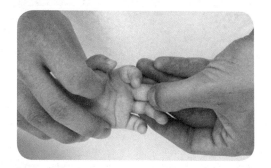

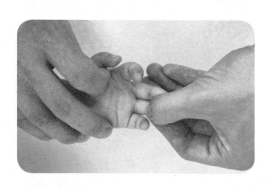
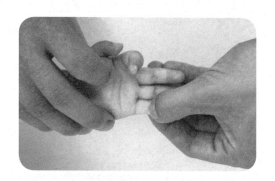

操作2 掐四横纹：用拇指指甲分别掐食指、中指、无名指、小指近节指间横纹，有同样的效果。

揉板门

位置 手掌面大鱼际平面。

操作 用拇指按揉板门，顺时针、逆时针都可以。揉100～200次。

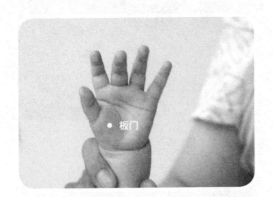
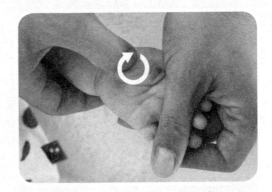

揉中脘

位置 肚脐向上4寸，于胸骨体下缘到肚脐正中连线的中点。

操作 用中指按揉中脘穴，揉50～100次。按顺时针或逆时针方向都可。

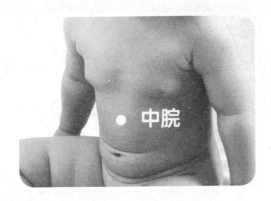
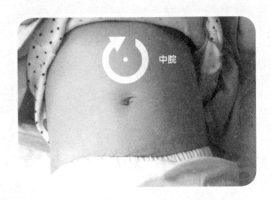

摩腹

位置　腹部中间，肚脐周围。

操作　用手掌或三指并拢按在腹部轻轻地摩动，顺时针逆时针各半，摩5分钟。

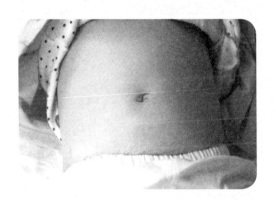
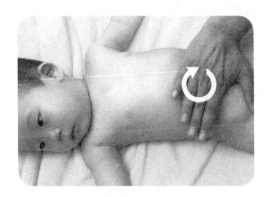

揉天枢

位置　肚脐旁2寸的地方，左右各一个。

操作　用食指和中指分别点按在两侧的天枢穴，轻轻地按揉，揉50～100次。

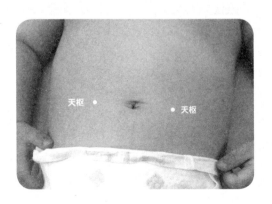
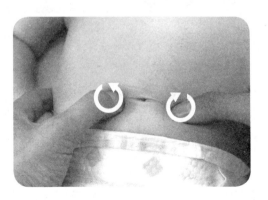

捏脊

操作方法同第22页。

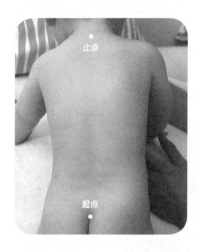

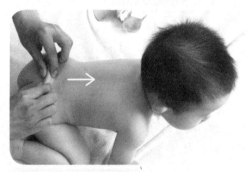

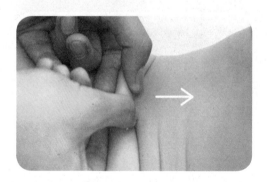

揉脾俞

位置 第十一胸椎与第十二胸椎棘突之间，左右各旁开1寸5分。

操作 用食指和中指或两手拇指分别点按在两侧的脾俞穴，轻轻地按揉。揉50~100次。

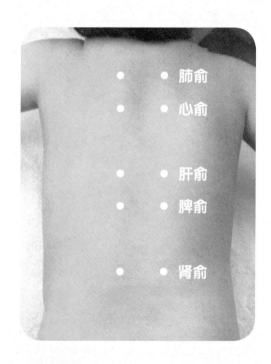

肺俞
心俞
肝俞
脾俞
肾俞

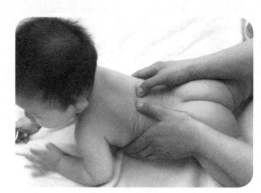

揉足三里

位置　膝关节外侧间隙下3寸，胫骨前嵴外一横指。

操作　用拇指按揉足三里，揉50～100次。

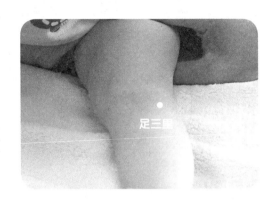
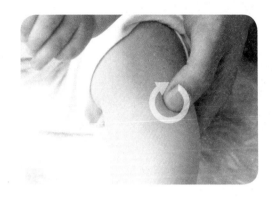

陶医生温馨提醒：

　　如果孩子瘦弱、营养不良，在治疗时可适当增加揉脾俞、揉中脘、揉足三里的次数。

中医膳食调理

　　孩子不好好吃饭，出现厌食、疳积、营养不良等情况，在按摩的同时还应该配合饮食调理，对孩子的身体恢复将大有裨益。下面我们就介绍几款简单易操作的食疗粥。

山楂麦芽粥

　　生山楂、炒麦芽各6～10克，粳米50克。先将山楂、麦芽煎水，然后用此水入粳米煮粥。服时加适量白糖，每日服1～2次，连服数日。

消食粥

　　莲肉10克，山药30克，芡实10克，神曲10克，麦芽10克，扁豆20克，山楂15克，加入少许粳米煮粥，可健脾消食化滞。每日服1次，连服3日。

山药糯米粥

　　山药30克，糯米50克，文火煮成稠粥，每日1次。长期服用有健脾之功效。

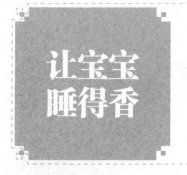

让宝宝
睡得香

有些婴幼儿白天一切正常，在夜间却常常啼哭，俗称"夜哭郎"。夜啼的原因一般有脾脏虚寒、心经积热、暴受惊恐等。

清心经

位置 中指末节罗纹面。

操作 用拇指由指尖向指根方向直推，推100～300次。心经一般宜清不宜补，若要补可用补肾经代替。此处一定要注意推动的方向，这与补泻有关，补泻弄错了治疗效果可就不一样了，一定要看仔细哦！

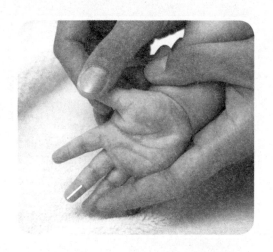

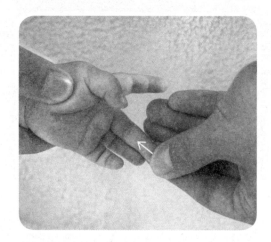

清肝经

位置　食指末节罗纹面。

操作　由指尖向指根方向直推，推100～300次。

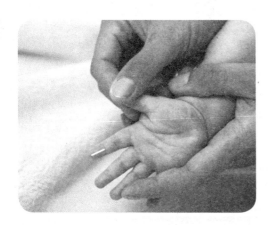 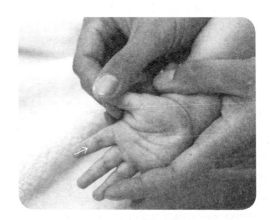

补脾经

位置　拇指末节罗纹面。

操作　将小儿拇指屈曲，沿着拇指的侧面从指尖一直推到指根。推100～300次。此处一定要注意推动的方向，这与补泻有关，补泻弄错了治疗效果可就不一样了，一定要看仔细哦！

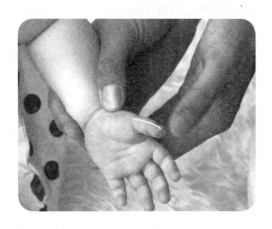 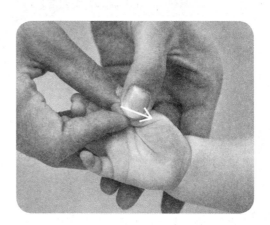

分手阴阳

位置 掌侧腕横纹〔又称大横纹。桡侧（拇指侧）为阳池，尺侧（小指侧）为阴池〕。

操作 两拇指自掌侧腕横纹中央（总筋穴）向两旁分推，称分推大横纹，又称分手阴阳、分阴阳。分推30～50次。

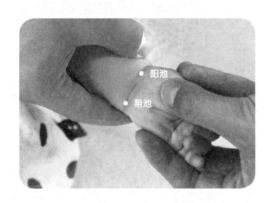
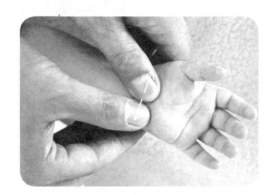

掐揉小天心

位置 掌根大小鱼际交接处凹陷中（又叫鱼际交）。

操作 用拇指揉，称揉小天心，揉100～300次；用拇指指甲掐，称掐小天心，掐5～20次。揉法操作时用力应轻柔而均匀，手指不要离开接触的皮肤。

掐法操作时将拇指伸直并紧贴于食指边缘，拇指指甲垂直用力按压重刺穴位。掐的时候深浅适宜，逐渐用力，以不刺破皮肤为宜。

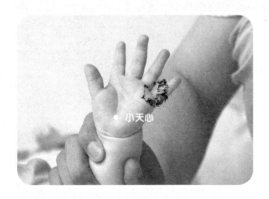
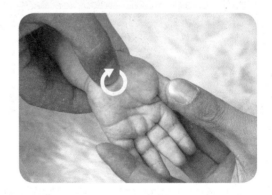

掐揉五指节

位置 在手背，五指第一指间关节处。

操作 用拇指指甲掐，称掐五指节，掐5~20次；用拇指或食指揉搓，称揉五指节，揉100~200次。

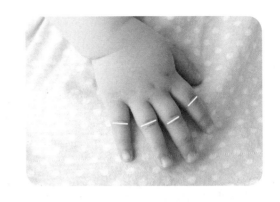

捏脊

位置 大椎至尾骨端成一直线。

操作 拇指在后，食指、中指在前，三指同时用力拿捏皮肤，双手交替捻动，缓缓前移。从尾骨端一直捏到颈部大椎穴，每交替捻动3次，便轻轻用力上提1次，有时可听到"叭、叭"的响声。捏3~5遍，至皮肤红润微充血而止。捏第一遍以及最后一遍的时候不用做上提的动作。

要领 操作时捏起皮肤多少及提拿用力大小要适当，而且不可拧转。捏得太紧，不容易向前捻动推进，捏少了则不易捏起皮肤。捻动向前时，需做直线前进，不可歪斜。

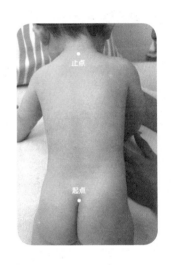

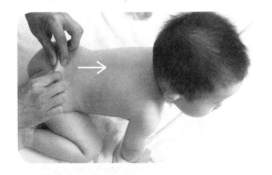

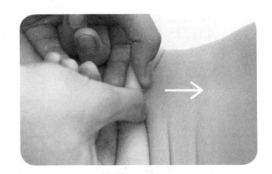

每次给宝宝捏脊后，轻轻抚摸脊柱100次左右，大部分宝宝都能睡得特别香。

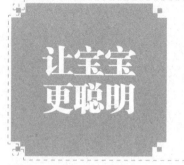

小儿推拿除了防病治病外，还能健脑益智。恰当的穴位刺激有利于补益气血，镇静安神，耳清目明，启发心智。

按摩神庭穴

位置 神庭穴在额头之上与发际相接之处，当前发际线正中直上 0.5 寸。

操作 用一手大拇指或者双手中指，按压神庭穴半分钟，以感觉到酸胀为度，然后轻轻揉动此穴 1 分钟。每天早上按摩一次。

按摩神庭穴，能够提脑开窍，让人变得更加聪明。

按揉百会穴

位置 头顶正中线与两耳尖连线的相交处。

操作 拇指按或揉，按 30 ~ 50 次，揉 100 ~ 200 次。按压时，拇指伸直。按压时应垂直用力，先用缓力按之，渐由轻而重，频起频按，不离其位。

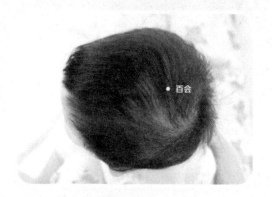

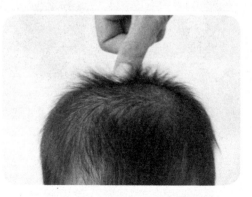

按揉涌泉穴

位置 涌泉穴位于足前部凹陷处第2、3趾趾缝纹头端与足跟连线的前三分之一处，当你用力弯曲脚趾时，足底前部出现的凹陷处就是涌泉穴。

操作 晚上睡前热水泡脚15分钟，然后用一手大拇指按揉一只脚的涌泉穴，按摩1分钟左右，然后换另一脚同样操作。

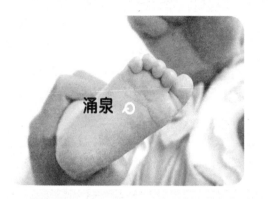
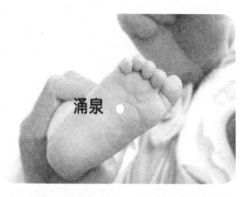

经常按摩涌泉穴，能够补肾壮阳，为大脑活动提供充足的动力，有益于提高记忆力和智力。

捏脊

操作方法同第22页。

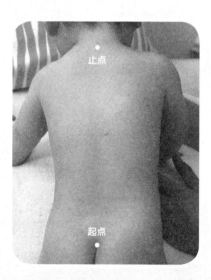
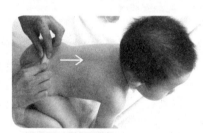
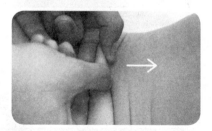

宝宝益智最好的按摩方法就是捏脊，这个方法能平衡阴阳、调和内脏，完善中枢神经的发育，提高孩子的专注力。

让宝宝长得高

想让宝宝长得高，除了加强营养和锻炼外，还应该多给孩子按摩几个关键的穴位，通过穴位的按摩、经络的推拿来增加经络的运行和全身气血的营养，有利于骨骼发育。长高的三个重要因素：睡得好、吸收好、多运动。

中医里说，肾主骨。儿童的长高首先需要骨骼健康发育，而骨骼的健康发育取决于肾气是否旺盛；骨骼的精华在骨髓，而脑为髓海，是骨髓汇集的大海，养肾就能养骨骼，滋养骨髓，最终滋养大脑。

推三关

位置 在前臂桡侧（拇指侧），自腕横纹至肘横纹成一条直线。

操作 用拇指侧面或食指、中指指面自腕推向肘，推50～100次。注意推动的方向是从腕到肘，不可反向操作。

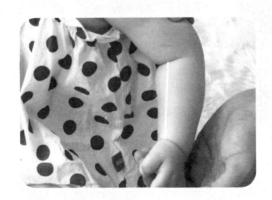
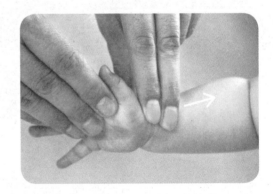

摩腹

位置 腹部中间，肚脐周围。

操作 用手掌或三指并拢按在腹部轻轻地摩动，顺时针摩 5 分钟。指摩可稍轻快，掌摩可稍重缓。

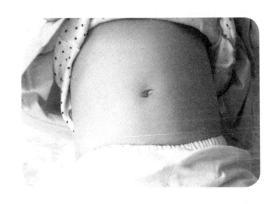 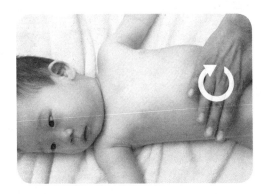

每天顺时针揉腹1分钟，逆时针揉腹1分钟，可调理脾胃、补益气血。

捏脊

操作方法同第 22 页。

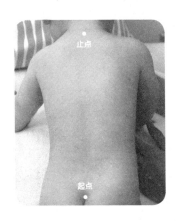 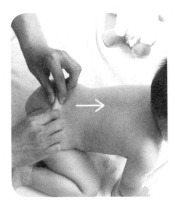 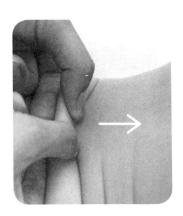

每天睡前捏脊3~5遍，可调理消化系统，增强抵抗力。

揉足三里

位置 膝关节外侧间隙下3寸，胫骨前嵴外一横指。

操作 用拇指按揉足三里，揉50～100次。

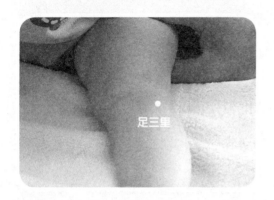

足三里

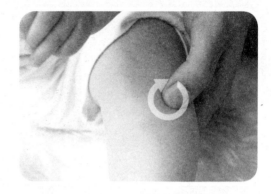

按揉涌泉穴

位置 涌泉穴位于足前部凹陷处第2、3趾趾缝纹头端与足跟连线的前三分之一处，当你用力弯曲脚趾时，足底前部出现的凹陷处就是涌泉穴。

操作 晚上睡前热水泡脚15分钟，然后用一手大拇指按揉一只脚心的涌泉穴，按摩1分钟左右，然后换另一脚同样操作。

陶医生温馨提醒：

让小孩子长高，除了以上推拿方法以外，也要重视营养、运动、睡眠等影响孩子成长的因素。

●春天孩子身体生长发育较快，对各种营养素的需求也相对增加，家长要注意让孩子均衡饮食，避免并纠正孩子挑食、偏食等不良习惯，让孩子少吃快餐和油炸食物。注重脾胃保健，有一个好脾胃，才能更好地消化食物，更好地吸收营养。

●科学锻炼是身高增长的催化剂，督促孩子每天至少要有20～40分钟的有氧运动，让孩子投入大自然的怀抱中，尽情享受运动的快乐。此外，尽量不要给孩子太大压力，过大的压力会抑制生长激素的分泌，进而影响孩子的发育。

●让小孩子长高，最简单的方法之一就是让孩子保持睡眠充足，早睡早起。孩子在每天凌晨左右，有一个分泌生长激素的高峰，处在浅睡眠状况下的孩子不容易达到这一高峰，因此，孩子最好在21时30分之前入睡，以便在凌晨前尽快达到深度睡眠状态。

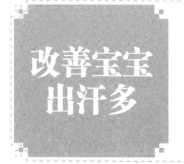

改善宝宝
出汗多

　　宝宝睡觉时一头汗是很常见的现象，有的人以为是缺钙，其实宝宝多汗跟体虚有很大关系。每日以清热固表之法捏脊，可以轻松改善宝宝汗多的问题。

按揉百会穴

位置　头顶正中线与两耳尖连线的相交处。

操作　拇指按或揉，按 30 ~ 50 次，揉 100 ~ 200 次。按压时，拇指伸直，垂直用力，先用缓力按之，渐由轻而重，频起频按，不离其位。

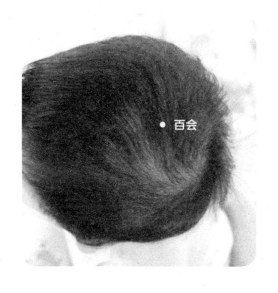

百会

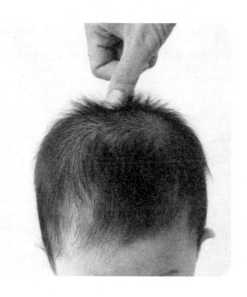

补脾经

位置　拇指末节罗纹面。

操作　将小儿拇指屈曲，沿着拇指的侧面从指尖一直推到指根。推100~300次。

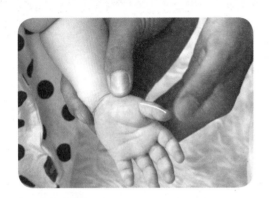
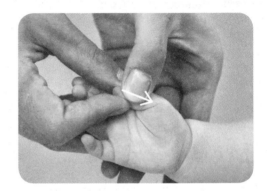

补肺经

位置　无名指末节罗纹面。

操作　旋推法，以拇指指面在穴位上做顺时针方向旋转推动，旋推100~300次。

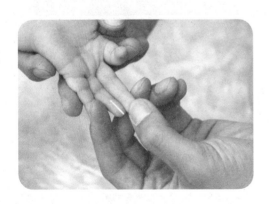
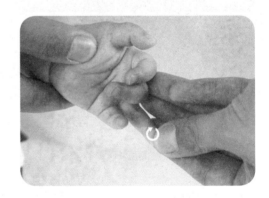

补肾经

位置　小指末节罗纹面。

操作　从小指第二指间关节直推到指尖。推 100 ~ 300 次。此处一定要注意推动的方向，这与补泻有关，补泻弄错了治疗效果可就不一样了，一定要看仔细哦!

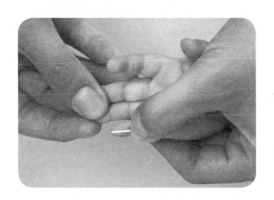
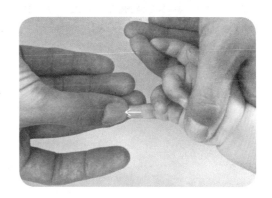

清肝经

位置　食指末节罗纹面。

操作　由指尖向指根方向直推，推100 ~ 300次。

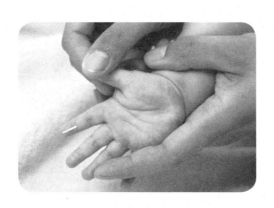
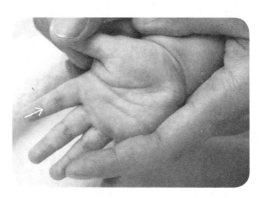

清天河水

位置　前臂内侧正中，自腕横纹至肘横纹成一条直线。

操作　用食、中二指指腹自腕推向肘，推100～200次。推的方向一定是从腕到肘，不可反向操作！

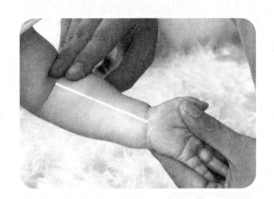
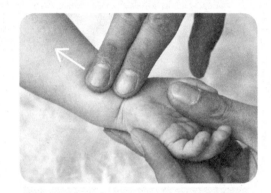

揉足三里

位置　膝关节外侧间隙下3寸，胫骨前嵴外一横指。

操作　用拇指按揉足三里，揉50～100次。

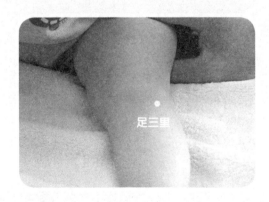

足三里

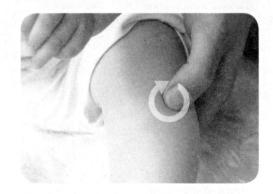

日常保健方案

五指一捏

　　每天给孩子捏脊五遍，补脾经 200 次，清肝经、清心经各 100 次，补肺经 200 次，补肾经 200 次，揉板门 150 次，可以让孩子身强体壮少生病。

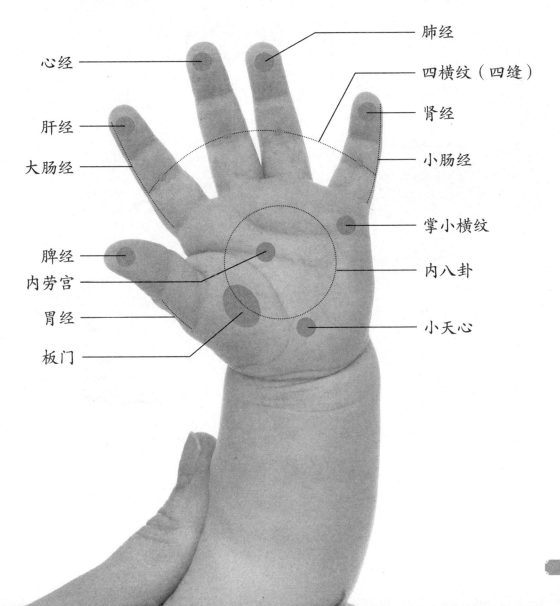

心经

肝经

大肠经

脾经
内劳宫

胃经

板门

肺经

四横纹（四缝）

肾经

小肠经

掌小横纹

内八卦

小天心

第四章

22种儿科常见疾病的推拿治疗

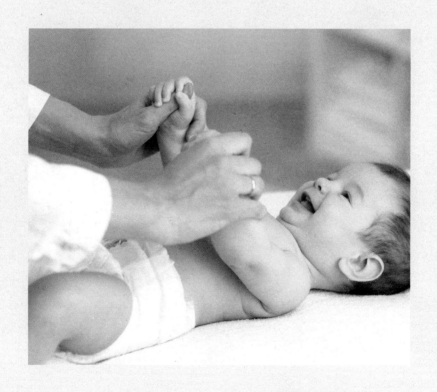

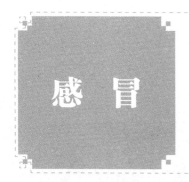

我们平常所说的上呼吸道感染,中医又称为"伤风""感冒",是小儿最常见的疾病之一。

感冒一年四季均有发生,发病与天气变化有密切关系。通常在气温低下或突然变冷时最易发病,尤其在冷热交替的秋冬之交和冬春之交发病率最高。

一般来讲,感冒经过治疗大多可以很快治愈。但如果宝宝体质较差,染病较重或治疗不及时,就可能并发为急性支气管炎、肺炎、病毒性心肌炎等疾病,影响宝宝的生长发育和身心健康,严重时还可能危及生命。根据患病原因以及临床表现,中医把感冒分为外感风寒的风寒感冒和外感风热的风热感冒。

小儿感冒的基本推拿手法:

开天门

位置 两眉中间至前发际成一直线。

操作 两拇指自下而上交替直推,推50～100次。

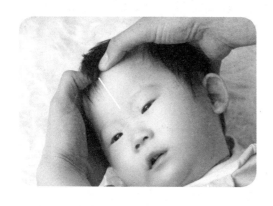
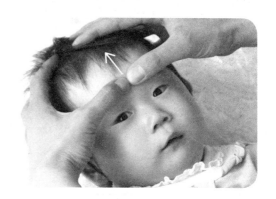

推坎宫

位置　自眉头沿眉心向眉梢成一横线。

操作　两拇指自眉心向眉梢做分推，推50～100次。

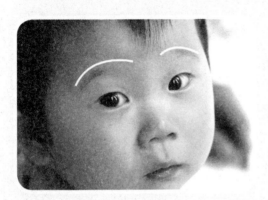
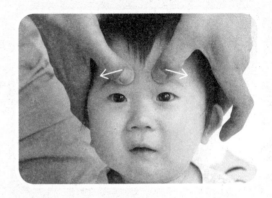

运太阳

位置　眉梢与眼角延长线相交处，眉后按之凹陷处。

操作　以拇指或食指指端在穴位上做弧形或环形运转推动，运50～100次。运法宜轻不宜重，宜缓不宜急，要在体表旋绕摩擦推动，不带动深层肌肉组织。运时向耳廓方向稍用力。

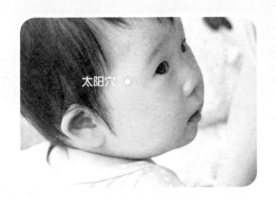

太阳穴

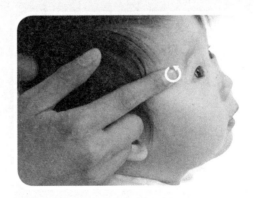

揉耳后高骨

位置　耳后入发际高骨下凹陷中。

操作　用拇指或食指揉，揉30～50次。

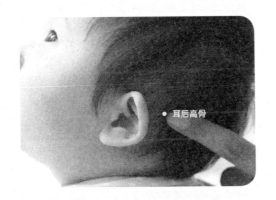

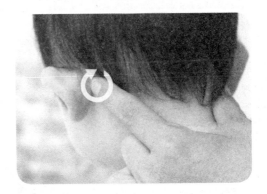

揉迎香

位置　鼻翼旁五分，鼻唇沟中。

操作　用食、中二指揉，揉20～30次。

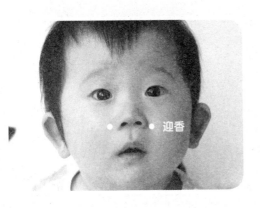

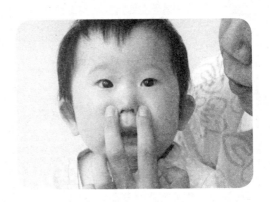

拿风池

位置 耳后枕骨下胸锁乳突肌与斜方肌之间，颅底凹陷当中。

操作 用拇指指端与食、中二指指端，或用拇指指端与其余四指指端相对用力提掐肌腱或小肌束部位，拿3～5次。

要领 操作时拇指和其他指用力应协调一致，动作要轻巧灵活，缓和连续，由轻渐重，切忌突然用力。

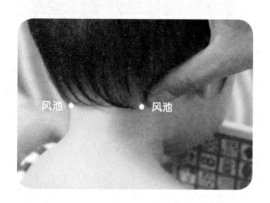
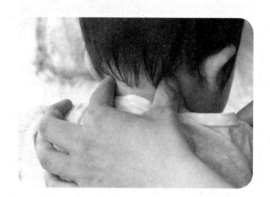

拿肩井

位置 在大椎与肩峰连线之中点，肩部筋肉处。

操作 用拇指指端与食、中二指指端对称提拿肩井，拿5～10次。

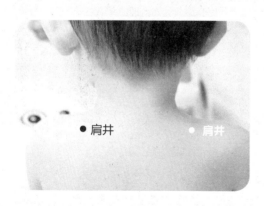
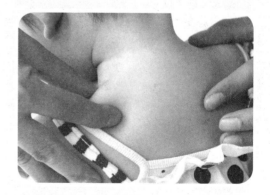

清肺经

位置　无名指末节罗纹面。

操作　由指尖向指根方向直推，推100~300次。

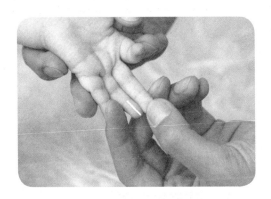
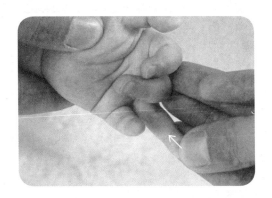

▌随症加减▌

伴有咳嗽时可以增加推小横纹

位置　掌侧，食指、中指、无名指、小指掌指关节横纹处。

操作　由食指侧直推至小指侧，推100~300次。

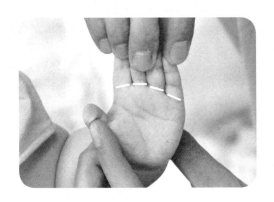
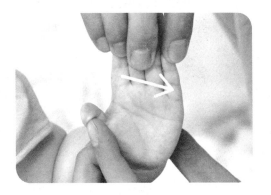

伴有发烧时可以增加清天河水

位置 前臂内侧正中，自腕横纹至肘横纹成一直线。

操作 用食、中二指指腹自腕推向肘，推 100 ~ 200 次。推的方向一定是从腕到肘，不可反向操作！

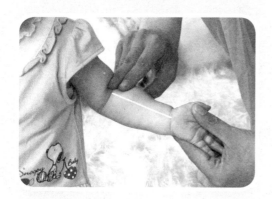
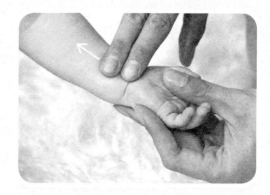

风寒感冒 主要表现是鼻子堵塞、流清鼻涕，有的伴有发热、怕冷，有的伴有嗓子发痒、咳嗽等症状。

推拿治疗可以增加以下穴位：

推三关

位置 在前臂桡侧（拇指侧），自腕横纹至肘横纹成一直线。

操作 用拇指侧面或食指、中指指面自腕推向肘，推 50 ~ 100 次。注意推动的方向是从腕到肘，不可反向操作。

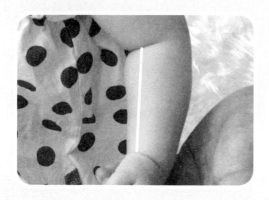
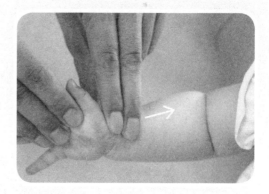

掐揉二扇门

位置　手背部，中指指根关节两侧凹陷处。

操作　用拇指指甲掐，称掐二扇门；用拇指或中指按揉，称揉二扇门。揉 100 ~ 300 次，掐 5 ~ 20 次。

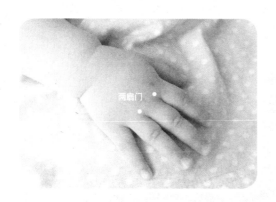
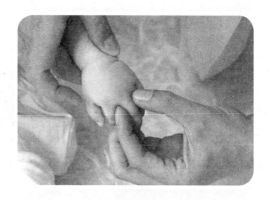

风热感冒　　　主要表现是鼻塞、流黄鼻涕、嗓子发红，有的伴有高热，不是很怕冷、汗不多，有的伴有头痛等。

推拿治疗可以增加以下穴位：

揉小天心

位置　掌根大小鱼际交接处凹陷中（又叫鱼际交）。

操作　用拇指或中指揉，揉 100 ~ 300 次。顺时针或逆时针揉动都可以。

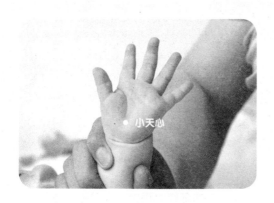
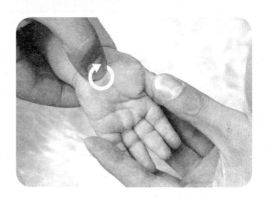

推脊柱

位置 颈部大椎穴至尾骨端成一直线。大椎穴在脊柱与双肩水平线相交处。

操作 用食、中二指指腹自颈部向尾骨端直推，推300～500次。注意推动的方向是从颈部到尾骨，不可反向操作。

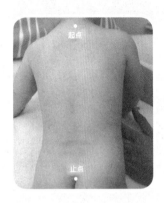
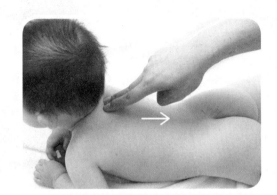

平时体质较差、经常反复感冒的孩子，病后宜多推拿以下穴位：

补脾经

操作 将小儿拇指屈曲，沿着拇指的侧面从指尖一直推到指根。推100～300次。

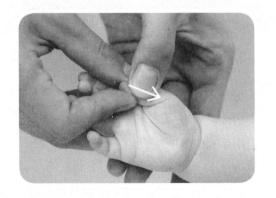

补肾经

操作 从小指第二指间关节直推到指尖，推100～300次。

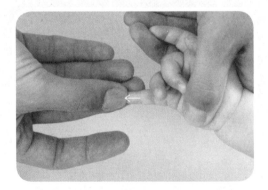

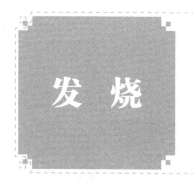

发　烧

发烧也称发热，是最常见的儿科疾病之一。很多因素如感冒、幼儿急疹、麻疹、积食、秋季腹泻等都可引起发烧，有时候连长牙也会引起发烧。由于引起发热的原因不同，中医把小儿发热分为外感发热、阴虚内热、肺胃实热、小儿夏季热四种类型。

孩子发烧初期，如果精神状态还不错，不建议家长立刻喂退烧药。如果体温在38.5℃以下，可以先用一些简单的物理方法降温，如用温水擦拭额头、腋下、腹股沟等。如果体温超过38.5℃，可以通过推拿的方法给孩子降温。

开天门

位置　两眉中间至前发际成一直线。

操作　两拇指自下而上交替直推，推50～100次。

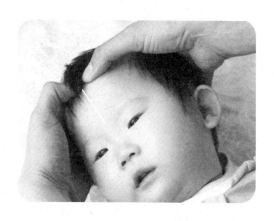

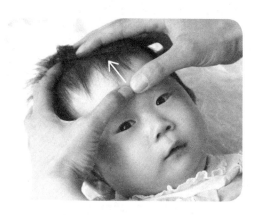

推坎宫

位置 自眉头沿眉心向眉梢成一横线。

操作 两拇指自眉心向眉梢做分推，推 50 ~ 100 次。

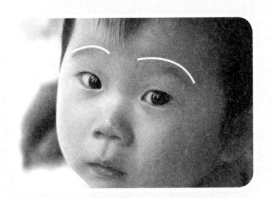
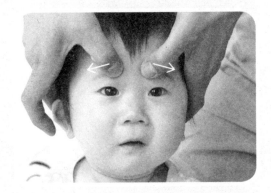

运太阳

位置 眉梢与眼角延长线相交处，眉后按之凹陷处。

操作 用食指或中指指端运，运 30 ~ 50 次。运法宜轻不宜重，宜缓不宜急，要在体表旋绕摩擦推动，不带动深层肌肉组织。运时向耳廓方向稍用力。

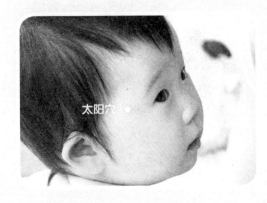

太阳穴

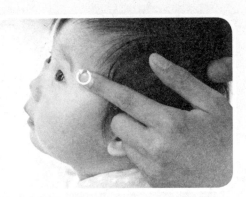

揉耳后高骨

位置 耳后入发际高骨下凹陷中。

操作 用拇指或食指揉，揉30～50次。顺时针或逆时针揉动均可。

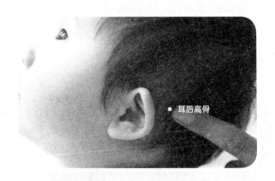

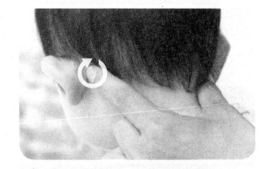

清天河水

位置 前臂内侧正中，自腕横纹至肘横纹成一直线。

操作 用食、中二指指腹自腕推向肘，推100～200次。推的方向一定是从腕到肘，不可反向操作！

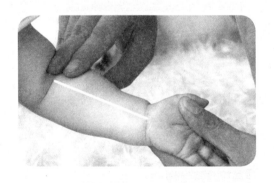

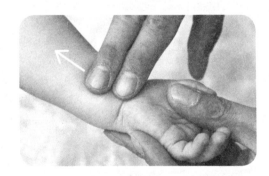

陶医生温馨提醒：

如果妈妈们在实际操作过程中，发现一遍推拿做下来，宝宝的体温没有什么变化，不要认为自己做得不到位或者干脆认为小儿推拿没有作用。其实不是每一次发烧都能立刻退下来的，妈妈们要有信心和耐心。可以反复多次操作，每次可以推400～500次。如果宝宝发热的同时大便不通，可以加上退六腑300～500次，增强退烧力量。体温超过39℃时，可以口服退烧药。若持续高烧三天不退，建议去医院诊治，以免延误病情。

体质特征　外感发热：小儿表现为发热怕冷，伴有鼻子堵塞、流鼻涕、打喷嚏或咳嗽，有些还伴有头痛、嗓子痒或嗓子发红。

推拿治疗时增加以下穴位：

掐风池

位置　耳后枕骨下胸锁乳突肌与斜方肌之间，颅底凹陷当中。

操作　用拇指掐风池穴，掐 3 ~ 5 次。掐的时候深浅适宜，逐渐用力，以不刺破皮肤为宜。

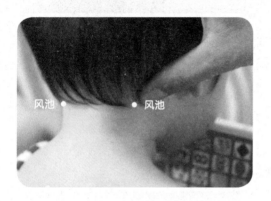
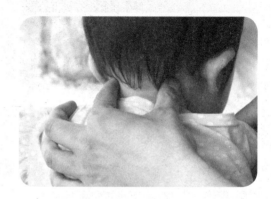

清肺经

位置　无名指末节罗纹面。

操作　由指端向指根方向直推，推 100 ~ 300 次。此处一定要注意推动的方向，这与补泻有关，补泻弄错了治疗效果可就不一样了，一定要看仔细哦！

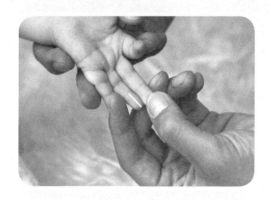
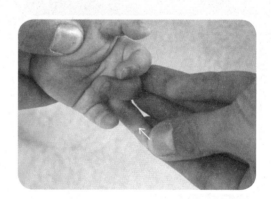

鼻子堵塞可以增加揉迎香30次

位置 鼻翼旁五分，鼻唇沟中。

操作 用食、中二指揉，揉20～30次。

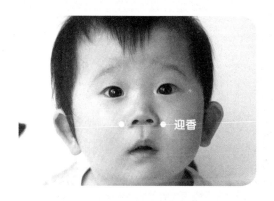
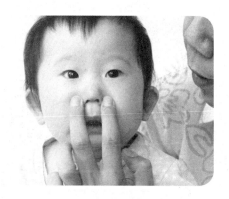

体质特征 　　阴虚内热：小儿表现为午后发热，伴有手脚心热、脸颊发红、夜间睡觉时大量出汗、睡眠不安稳、口渴消瘦、大便秘结、尿少色黄、舌红少苔、指纹淡紫。

推拿治疗时增加以下穴位：

揉二马

位置 手背部无名指与小指掌指关节之间（又称上马）。

操作 用拇指指端按顺时针或逆时针方向旋转揉动，揉100～300次。

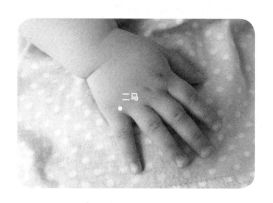
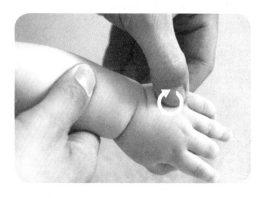

补肾经

位置　小指末节罗纹面。

操作　从小指第二指间关节直推到指尖，推 100 ~ 300 次。

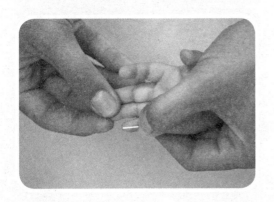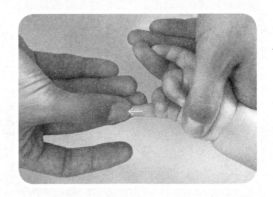

　　　肺胃实热：小儿表现为高热、面色红、嘴唇红、喘气声音粗，或大便干燥、口渴喜饮、不思饭食。

推拿治疗时增加以下穴位：

清胃经

位置　拇指掌面近掌端第一节。

操作　从指关节横纹向指根方向直推，推 100 ~ 300 次。

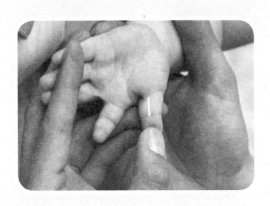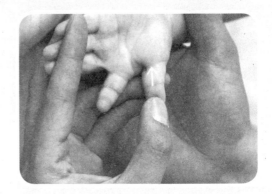

退六腑

位置 在前臂尺侧（小指侧），自肘关节至腕横纹成一直线。

操作 用拇指面或食、中指指面自肘推向腕，推 100 ～ 200 次。推的方向一定是从肘到腕，不可反向操作！

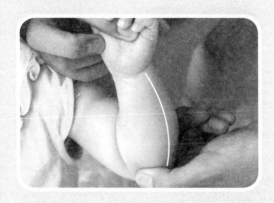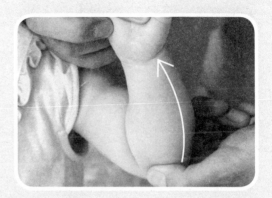

体质特征 　小儿夏季热：多见于 1 ～ 2 岁的小儿，又称暑热，民间也称"疰夏"。多数患儿在盛夏时节逐渐起病发热，持续两三个月不退，体温在 38℃ ～ 40℃。气温越高，体温也随之上升，天气转凉，体温亦随之下降，有明显口渴、饮水多、排尿多、不爱出汗等表现。

推拿治疗时增加以下穴位：

揉小天心

位置 掌根大小鱼际交接处凹陷中（又叫鱼际交）。

操作 用拇指或中指揉，揉 100 ～ 300 次。

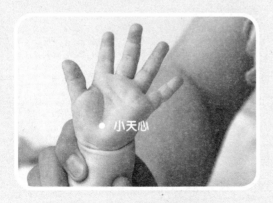
小天心

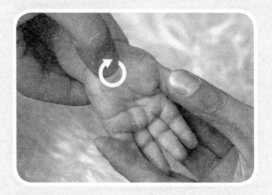

分手阴阳

位置 掌侧腕横纹，又称大横纹。桡侧（拇指侧）为阳池，尺侧（小指侧）为阴池。

操作 两拇指自掌侧腕横纹中央（总筋穴）向两旁分推，分推30～50次。

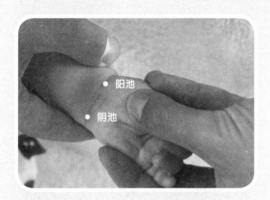
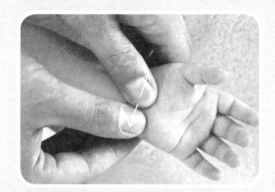

陶医生温馨提醒：

父母千万要记住"是药三分毒"的道理，任何药物（包括退烧药）都有它们各自的用法，不能随意使用，如果使用过度会适得其反，甚至对身体造成毒性损害。退烧药的使用也一样，一定要按照说明服用，服用间隔过短，容易造成体温过低，甚至出现肾毒性。中医讲"过犹不及"就是这个道理。

中医膳食调理

蔗浆粥

将青色新鲜甘蔗洗净后榨汁100毫升，粳米100克，加水煮成粥，每天分2～3次食用。

西瓜汁

新鲜的西瓜，去籽取瓤，榨汁，代茶频服。如发烧时不伴有其他症状，可以吃少量西瓜汁之类的冷饮，帮助降温、利尿。

麦冬粥

麦冬30克，煎汤取汁。用粳米100克，煮半熟时加入麦冬汁及冰糖适量，同煮成药粥，早晚服食。适用于阴虚内热的证型。

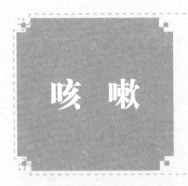

咳　嗽

咳嗽是小儿肺系疾患中的常见症候，一年四季皆可发病，冬春季节尤为多见。外界气候冷热的变化，常能直接影响肺气宣肃，造成咳嗽。如呼吸道感染、支气管扩张、肺炎、咽喉炎等。根据发生的原因，咳嗽分为外感咳嗽和内伤咳嗽两大类。

 外感咳嗽：多因风、寒、热、燥等外邪侵袭所致，其特征是发病急、病程短，常常并发感冒。

开天门

位置　两眉中间至前发际成一直线。

操作　两拇指自下而上交替直推，推 30 ~ 50 次。

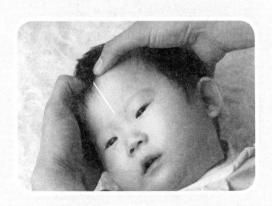
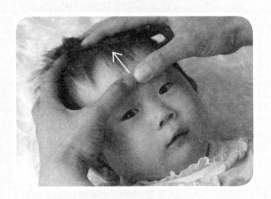

推坎宫

位置 自眉头沿眉心向眉梢成一横线。

操作 两拇指自眉心向眉梢做分推，推 30 ~ 50 次。

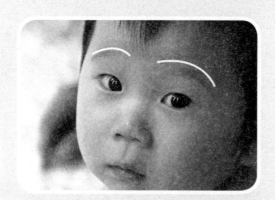
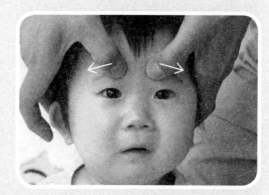

运太阳

位置 眉梢与眼角延长线相交处，眉后按之凹陷处。

操作 以拇指或中指指端在穴位上做弧形或环形运转推动，运 30 ~ 50 次。运法宜轻不宜重，宜缓不宜急，要在体表旋绕摩擦推动，不带动深层肌肉组织。运时向耳廓方向稍用力。

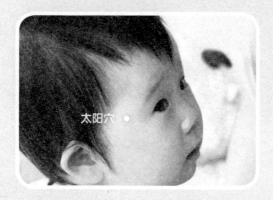

太阳穴

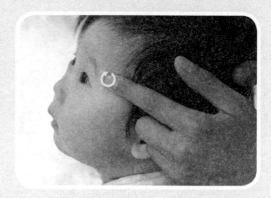

揉耳后高骨

位置　耳后入发际高骨下凹陷中。

操作　用拇指或食指揉，揉 30 ~ 50 次。

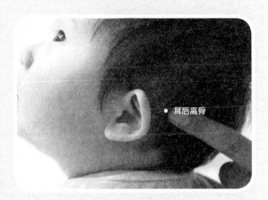
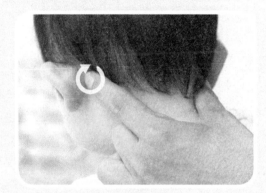

清肺经

位置　无名指末节罗纹面。

操作　由指尖向指根方向直推，推 100 ~ 300 次。一定要注意推动的方向，这与补泻有关，补泻弄错了治疗效果可就不一样了，一定要看仔细哦！

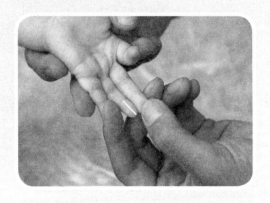
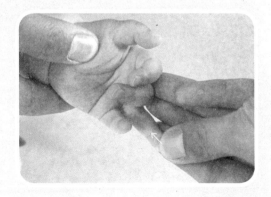

推小横纹

位置　掌侧，食指、中指、无名指、小指掌指关节横纹处。

操作　由食指侧直推至小指侧。推 100 ～ 300 次。

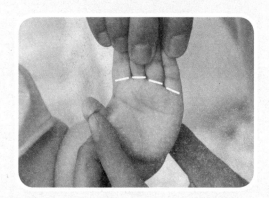
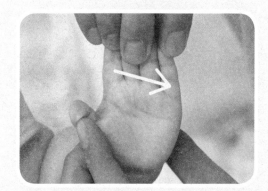

推揉膻中

位置　在胸骨上，两乳头连线之中央。

操作　用食指指肚在穴位上按顺时针或逆时针方向旋转揉动，揉 50 ～ 100 次。

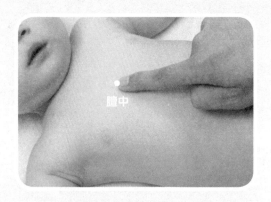

膻中

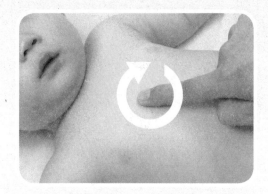

如果孩子咳嗽还伴有胸闷，就选用分推膻中；如果咳嗽有痰鸣，就选用揉膻中；如果恶心呕吐，取推膻中。

分推膻中

操作 用两拇指自穴位中间向两旁分推至乳头，分推 50 ~ 100 次。

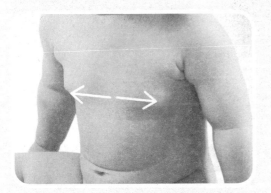

推膻中

操作 用食指、中指自胸骨切迹向下推至剑突，推50 ~ 100次。

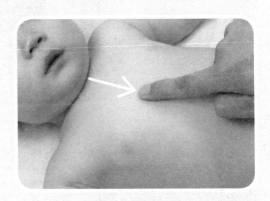

揉乳根、揉乳旁

位置 乳头向外旁开 2 分为乳旁，乳头向下 2 分为乳根，两穴常合并使用。

操作 食、中两指分别放置于乳旁、乳根穴揉动，揉 20 ~ 50 次。

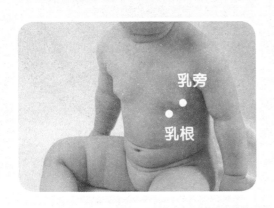

乳旁

乳根

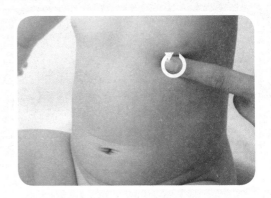

揉肺俞（分推肩胛骨）

位置　第三胸椎与第四胸椎棘突之间，左右各旁开1寸5分。

操作　以双手拇指分别置于左右肺俞穴位揉动，揉 50～100次。

双手拇指沿肩胛骨内侧，做八字型分推，分推50~100次。

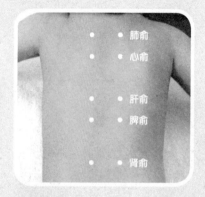

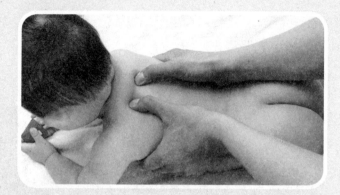

第三胸椎与第四胸椎棘突找法：让小宝贝趴着，双手放在身体两侧，肩胛骨的下缘水平连线正好经过第七胸椎棘突下，顺着小宝贝的脊椎骨往上倒数，数到第三胸椎就好啦！肺俞穴就在第三胸椎棘突下旁边1.5寸，脊柱两边一边一个。从脊柱到肩胛骨内侧缘，我们规定为3寸，1.5寸是不是就很好找了呢？

┃随症加减┃

如果孩子咳得时间比较长，身体比较虚弱时要增加以下穴位：

补脾经

位置　拇指末节罗纹面。

操作　旋推或直推，将小儿拇指屈曲，沿着拇指的侧面从指尖一直推到指根。推100～300次。

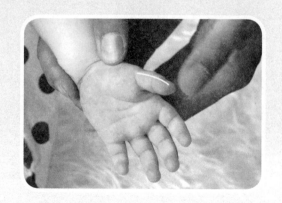

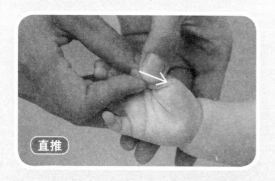

直推

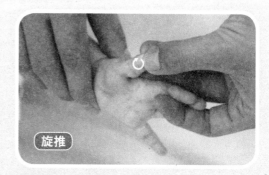

旋推

补肾经

位置 小指末节罗纹面。

操作 从小指指间关节直推到指尖，推 100 ~ 300 次。此处一定要注意推动的方向，这与补泻有关，补泻弄错了治疗效果可就不一样了，一定要看仔细哦！

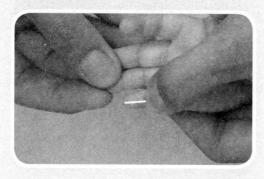

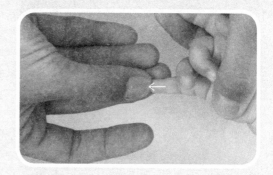

妈妈经验分享：

　　我儿子 2 岁后特容易生病，而且，每次生病都从咳嗽开始，天气一变冷，他就开始咳嗽，中药西药吃了不少，也不见好转，即使好了，只要天气一变，咳嗽就又开始了。于是生病、吃药、再生病，成了恶性循环。后来朋友推荐我们试试小儿推拿，我尝试着跟随陶医生的视频学了一下，练了几次觉得比较有把握了，就开始自己给儿子推拿。刚开始，效果不明显，推拿了一个月后，我发现儿子一个月状态都挺好，最主要的是一直没咳嗽。于是我每天坚持给儿子推拿，每天 10~15 分钟，到现在儿子已经 4 个月没咳嗽了。而且最近，天气越来越冷，要是以前，儿子可能早就开始咳嗽了。我希望这个记录能够延续，而我也将坚持为儿子推拿。不用孩子痛苦地吃药，不用天天跑医院，我自己就能让儿子慢慢好起来，这感觉太好了！

（天津　小布妈妈）

体质特征　内伤咳嗽：多因饮食不洁或者饮食不节导致，除了咳嗽等呼吸道症状，还有腹胀、腹痛、腹泻等消化道症状。

开天门

位置　两眉中间至前发际成一直线。

操作　两拇指自下而上交替直推，推 30 ~ 50 次。

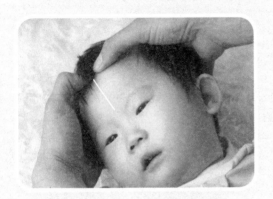
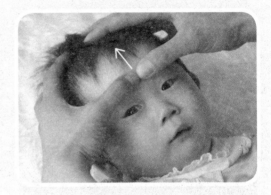

推坎宫

位置　自眉头沿眉心向眉梢成一横线。

操作　两拇指自眉心向眉梢做分推，推 30 ~ 50 次。

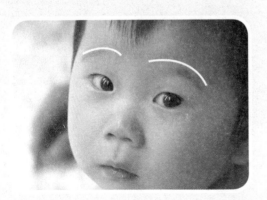
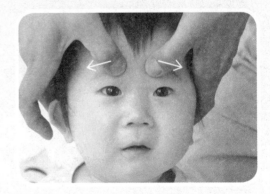

运太阳

位置 眉梢与眼角延长线相交处，眉后按之凹陷处。

操作 以拇指或中指指端在穴位上做弧形或环形运转推动，运 30 ~ 50 次。运法宜轻不宜重，宜缓不宜急，要在体表旋绕摩擦推动，不带动深层肌肉组织。运时向耳廓方向稍用力。

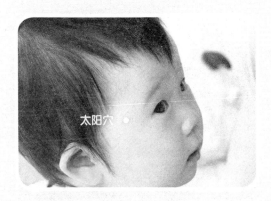
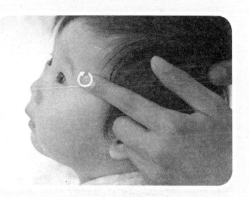

清肺经

位置 无名指末节罗纹面。

操作 由指尖向指根方向直推，推 100 ~ 300 次。此处一定要注意推动的方向，这与补泻有关，补泻弄错了治疗效果可就不一样了，一定要看仔细哦！

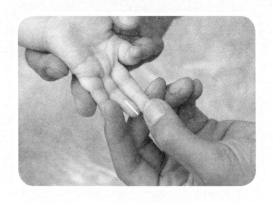
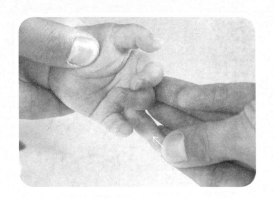

清胃经

位置　拇指掌面近掌端第一节。

操作　从指关节横纹向指根方向直推，推100～300次。

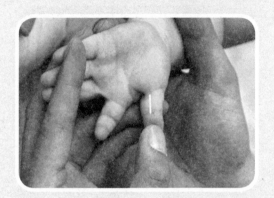
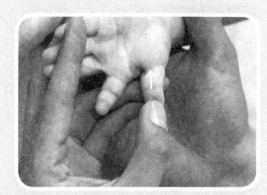

运内八卦

位置　掌心内劳宫四周。

操作　用运法，顺时针方向掐运，称运内八卦或运八卦。运法宜轻不宜重，宜缓不宜急，要在体表旋绕摩擦推动，不带动深层肌肉组织。频率一般每分钟80～120次为宜。

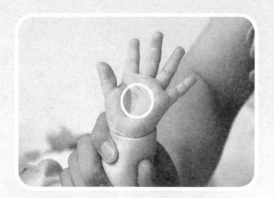
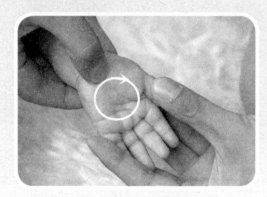

推小横纹

位置　掌侧，食指、中指、无名指、小指掌指关节横纹处。

操作　由食指侧直推至小指侧。推 100 ~ 300 次。

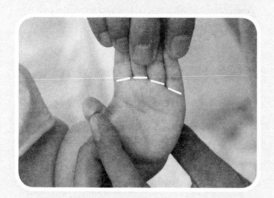
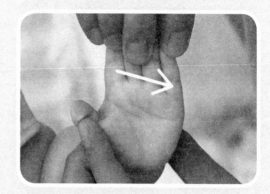

揉一窝风

位置　手腕背侧，腕横纹中央。

操作　以手指指肚在穴位上按顺时针或逆时针方向旋转揉动。揉100 ~ 200次。

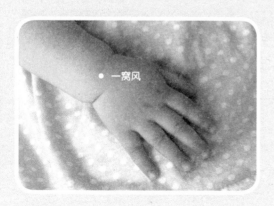

一窝风

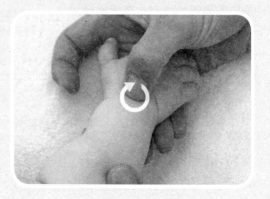

摩腹

位置 腹部中间，肚脐周围。

操作 用手掌或三指并拢按在腹部轻轻地摩动，逆时针摩 5 分钟。指摩可稍轻快，掌摩可稍重缓。注意一定是逆时针摩动！

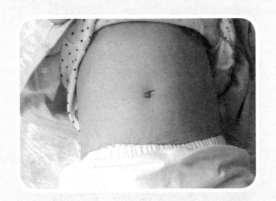
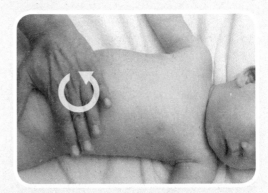

中医膳食调理

百合梨糖

百合 10 克（鲜百合最好，用量加倍），梨 1 个，白糖 15 克。将百合洗净，梨切片，加入白糖，混合放入碗中，蒸熟，放凉后服用。每日两次。

花生煲冰糖

取花生米 100～150 克，冰糖适量。将花生米洗净，加入冰糖及清水同煮熟，吃花生米饮汤，一日分三次吃完。

鸡蛋银耳羹

银耳 5 克，鸡蛋 1 个，冰糖 60 克，猪油适量。将银耳用温水浸泡约 30 分钟，待发透后，摘除杂质，洗净并分成片状，然后加适量水煮开，并用文火再煎两小时，待银耳煮烂为止。将冰糖另加水煮化，打入鸡蛋，加少量清水搅匀后，入锅中煮开并搅拌，然后将鸡蛋糖汁倒入锅内。起锅时，加入少许猪油。

松子仁粥

松子仁 20 克，糯米 50 克，蜂蜜适量。将松子仁捣成泥状，与糯米一起加水 500 毫升，用文火煮成稠粥，然后调入蜂蜜，早晚分两次温热服食。

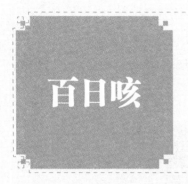

百日咳

百日咳又称顿咳，是小儿常见的一种呼吸道传染病。如未经适当的治疗，病程可达2～3个月以上，所以有"百日咳"之称。本病以2～5岁的小儿多见，好发于冬春季，患病后可获得终身免疫力。

体质特征 开始症状类似感冒，感冒症状消失时，咳嗽加重。一连串的、反复的痉挛性咳嗽，干咳无痰，并有深长的鸡鸣样回声。咳嗽剧烈时，孩子面色青紫，十分痛苦。

经医院诊治后，可用推拿辅助治疗。

推天柱骨

位置 颈后发际正中至大椎成一直线。

操作 用拇指或食指自上而下直推，推100～500次。

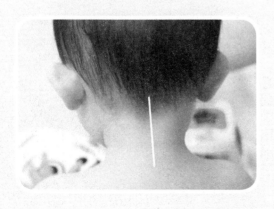
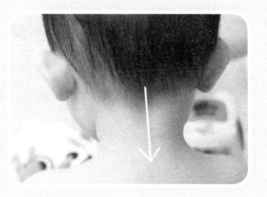

揉小天心

位置　掌根大小鱼际交接处凹陷中（又叫鱼际交）。

操作　用拇指或中指指腹在穴位上按顺时针或逆时针方向旋转揉动，揉100～300次。频率为每分钟200～300次。

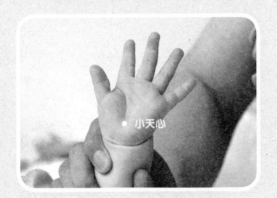
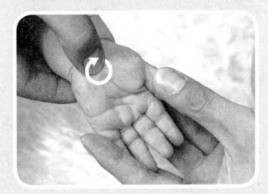

清胃经

位置　拇指掌面近掌端第一节。

操作　由指尖向指根方向直推，推100～300次。用力宜柔和均匀，推动时要有节律，频率为每分钟200～300次。

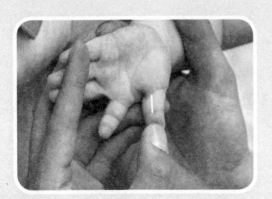
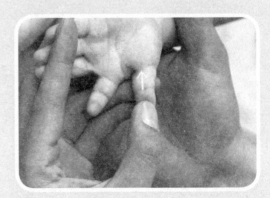

清天河水

位置　前臂内侧正中，自腕横纹至肘横纹成一条直线。

操作　用食、中二指指腹自腕推向肘部，推100～200次。

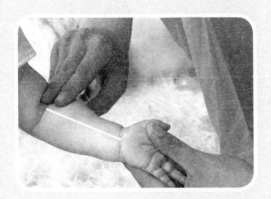 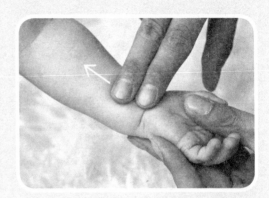

退六腑

位置　在前臂尺侧（小指侧），自肘关节至腕横纹成一条直线。

操作　用拇指面或食指、中指指面自肘推向腕，推100～200次。推的方向一定是从肘到腕，不可反向操作！

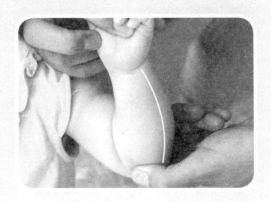 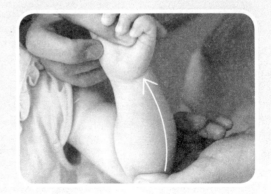

推小横纹

位置 掌面，食指、中指、无名指、小指掌指关节横纹处。

操作 一手将宝宝四指固定，用另一手拇指桡侧从患儿食指横纹处推向小指横纹处，推100次。

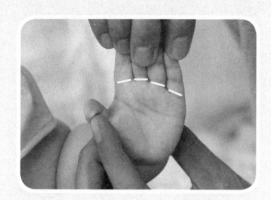 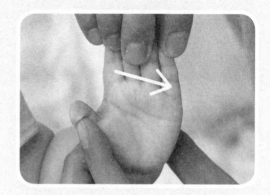

揉掌小横纹

位置 掌面小指根下，尺侧掌纹头。

操作 一手持宝宝的手，用另一手的中指或拇指指端在穴位上揉动，揉100~500次。

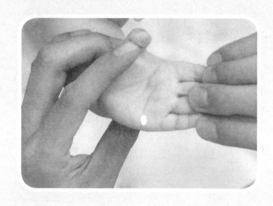 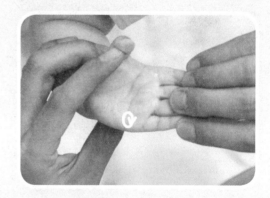

分推肩胛骨

位置 位于胸廓的后面,是三角形扁骨,介于第 2~7 肋之间。

操作 用双手的大拇指或食中指从肩井开始,沿着肩胛骨内侧缝边缘做"八"字形从上往下分推,称分推肩胛骨。推时手法要柔和,速度要缓慢,用力要渗透,但不要用蛮力。

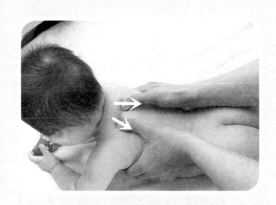

中医膳食调理

饴糖萝卜汁

白萝卜洗净、切碎,以洁净纱布绞汁。每次取白萝卜汁 30 毫升,加饴糖 20 毫升,再加沸水适量,搅匀。顿服,每日三次。

冰糖鸭蛋羹

冰糖 50 克,加热水适量,搅拌使之溶化。冷却后打入鸭蛋两个,调匀,放蒸锅内蒸熟。一顿或分次食用。

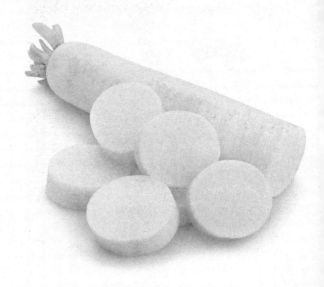

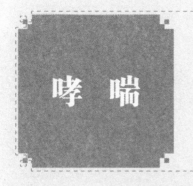

哮　喘

哮喘是小儿时期常见的一种呼吸道疾病，发作有明显的季节性，于冬春两季发病率较高，年龄以1～6岁多见，常反复发作。

体质特征　发作性呼吸困难，呼气明显延长，喉间有哮鸣音，严重时张口抬肩，难以平卧。急性哮喘一定要去医院诊治，在家配合儿推辅助治疗。

按揉天突

位置　胸骨上窝正中。

操作　用拇指或中指指端按或揉，按揉10～15次。

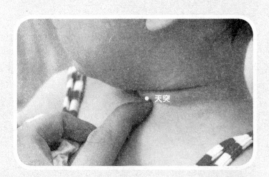

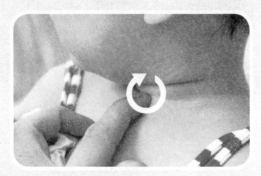

清天河水

位置　前臂内侧正中，自腕横纹至肘横纹成一直线。

操作　用食指、中指指腹自腕推向肘，推100～200次。

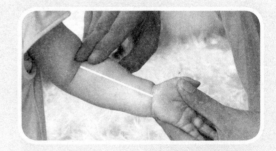

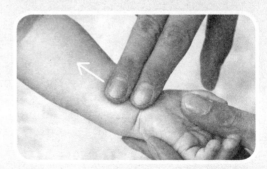

补脾经

位置　拇指末节罗纹面。

操作　将小儿拇指屈曲，沿着拇指的侧面从指尖一直推到指根，推100～300次。

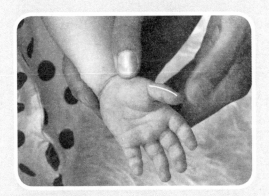
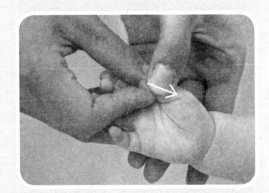

清肺经

位置　无名指末节罗纹面。

操作　由指尖向指根方向直推，推100～300次。

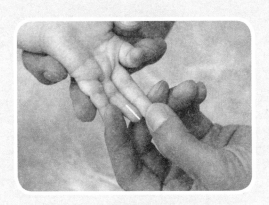
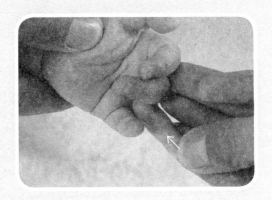

推揉掌小横纹

位置　掌面小指根下，尺侧掌纹头。

操作　一手持宝宝的手，用另一手的中指或拇指指端在穴位上推或揉，推揉 100~500 次。

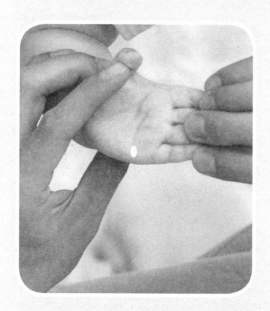

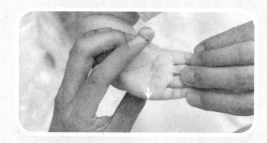

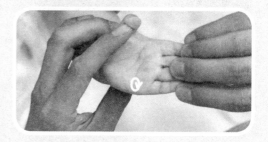

揉外劳宫

位置　在手背中央，与内劳宫相对。

操作　以拇指指腹在穴位上按顺时针或逆时针方向旋转揉动，揉100 ~ 200次。

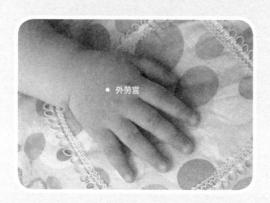

外劳宫

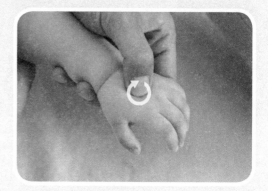

推揉膻中

位置　在胸骨上，两乳头连线之中央。

操作　用食指指腹在穴位上按顺时针或逆时针方向旋转揉动，揉50～100次。

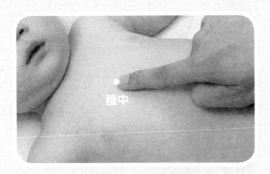
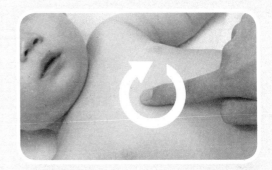

擦胁肋

位置　从腋下两胁至脐旁天枢穴。

操作　患儿双手抬起抱头，或放于肩上，医者以两手掌从患儿两腋下搓摩至天枢处，擦50～100次。

操作时，注意沉肩、垂肘，腕关节伸直，使前臂与手接近相平。手指自然伸开，着力部位要与小儿体表治疗部位紧密接触，以肩关节为支点，上臂主动，带动手掌做前后或上下直线往返移动。必须直线往返，不能弯斜。

擦动时往返要有一定的距离，而且动作要均匀连续，如拉锯状，不能有间歇停顿或跳动。

操作时用力要稳，压力要适中，以摩擦时不使皮肤出现折叠为宜。操作者的呼吸要自然，不能屏气。

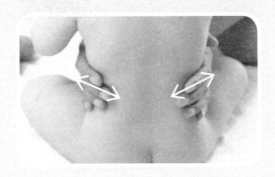
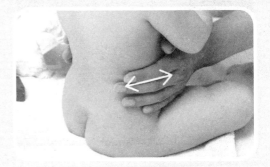

推脊柱

位置 颈部大椎穴至尾骨端成一直线。大椎穴在脊柱与双肩水平线相交处。

操作 用食、中二指指腹自上而下直推，推100 ~ 300次。

揉足三里

位置 膝关节外侧间隙下3寸，胫骨前嵴外一横指。

操作 用拇指指腹在穴位上按顺时针或逆时针方向旋转揉动，揉50 ~ 100次。

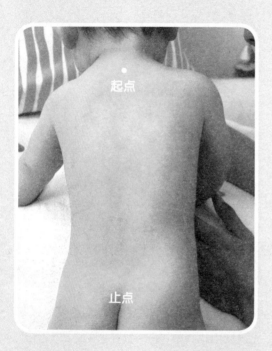

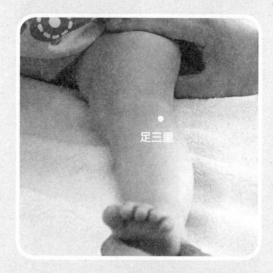

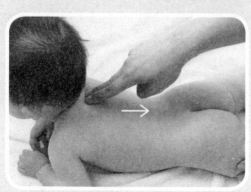

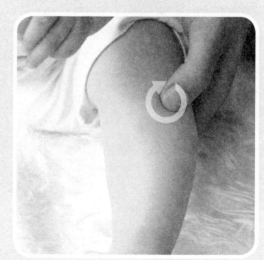

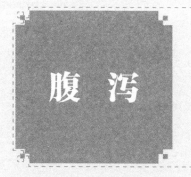

腹　泻

小儿腹泻，在中医学中又称为小儿泄泻，是脾胃功能失调而致的一种消化道疾病。一年四季均可发生，以夏秋季节较多见。古人将大便溏薄者称为泄，大便如水注下者称为泻，合称泄泻。

体质特征　大便次数增多，便质稀薄或呈水样，或兼有未消化的乳食残渣及黏液。

推拿治疗：

补脾经

位置　拇指末节罗纹面。

操作　沿着拇指的侧面从指尖一直推到指根。推100 ～ 300次。

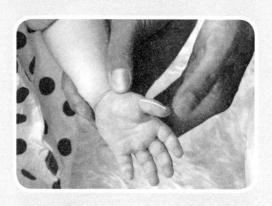
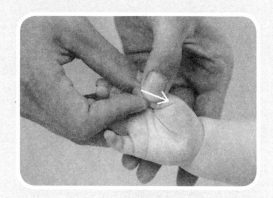

陶医生温馨提醒：

　　婴儿生长发育需要的营养物质相对较多，消化系统发育不成熟，易感染，消化功能经常处于紧张状态，一旦肠胃功能紊乱，就可能腹泻。婴儿喝奶应该定时、定量，喝奶过多不消化也可能引起腹泻。

补大肠

位置　食指桡侧（近拇指一侧），自指尖至虎口（食指与拇指在手掌部衔接处）成一直线。

操作　从食指尖推向虎口，推 100 ~ 300 次。

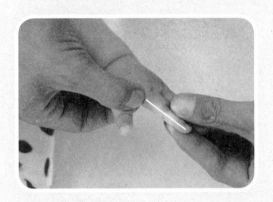
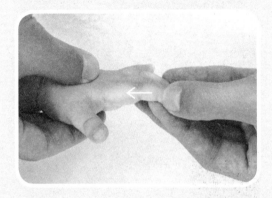

板门推向横纹

位置　在手掌大鱼际部，从大鱼际中点至腕横纹成一直线。

操作　自拇指指根推向腕横纹，推 100 ~ 300 次。

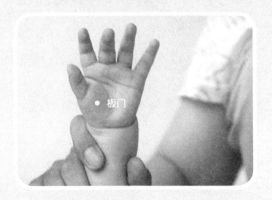

板门

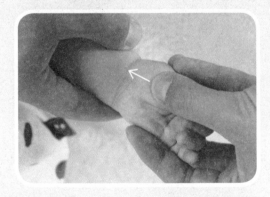

摩腹

位置 腹部中间，肚脐周围。

操作 用手掌或三指并拢按在腹部轻轻地摩动，逆时针摩5分钟。指摩可稍轻快，掌摩可稍重缓。注意一定是逆时针摩动！

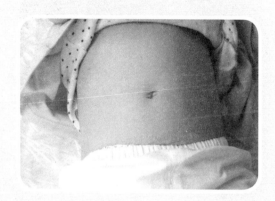
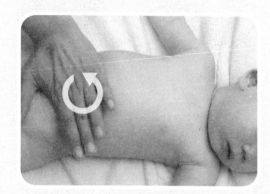

推上七节骨

位置 命门（第二腰椎下凹陷中）至尾椎骨成一直线。（找到宝宝的胯骨，也就是叉腰摸到的骨头，胯骨高点连线与脊柱相交的地方是第四腰椎，往上倒数两个就是第二腰椎了）。

操作 用拇指桡侧面或食、中二指指面自下向上直推。

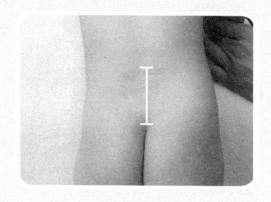
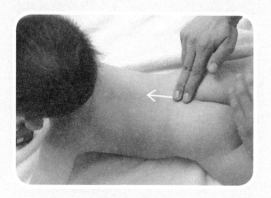

揉足三里

位置 膝盖外侧陷凹下行 3 寸，胫骨旁开 1 寸。（膝关节外侧间隙下 3 寸，胫骨前嵴外一横指。）

操作 用拇指按揉足三里，揉 50 ~ 100 次。按顺时针或逆时针方向旋转揉动。

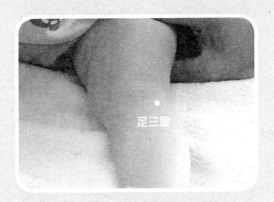
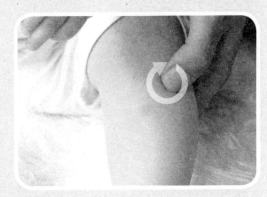

足三里

妈妈经验分享：

　　我家柠檬 100 天时，我通过朋友认识了程氏针灸的陶医生，陶医生利用小儿推拿给柠檬调理了两个多月的时间。每次陶医生给宝贝推拿时都耐心地给我们家长讲解，慢慢地，我和妈妈也学会了很多小儿推拿的方法。现在柠檬 4 岁半了，身体特别棒，即使偶尔有个感冒发烧也没吃过抗生素，没打过点滴。学期末还得了幼儿园里的全勤奖，周围很多小朋友的家长都很羡慕呢。

（北京 柠檬妈妈）

▌ 随症加减 ▌

　　由于小儿"脾常不足"，脾胃发育尚未完善，消化机能较弱，因此无论外感六淫邪气，或者乳食内伤，均会使脾胃纳运升降功能失调而导致腹泻。中医把小儿泄泻分成内伤饮食、感受外邪、脾胃虚弱三种情况。

内伤饮食

小儿脾胃功能虚弱，神经系统对胃肠道的调节也较差。如果饮食不加节制，过早给小儿添加粗糙食品，或油脂类、生冷类食物，都可造成脾胃内伤，而致腹泻。

推拿时增加清胃经

位置 拇指掌面近掌端第一节。

操作 从第一节指横纹向指根方向直推，推100～300次。

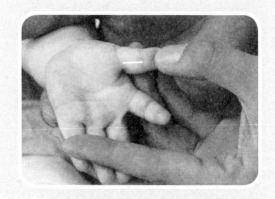

感受外邪

小儿泄泻与时令气候的变化有着密切的关系，外感风、寒、暑、湿均可致病。

推拿时增加推三关

位置 在前臂桡侧（拇指侧），自腕横纹至肘横纹成一直线。

操作 用拇指桡侧（外侧）面或食指、中指指面自腕推向肘，推100～200次。注意推的方向是从腕到肘，不可反向操作！

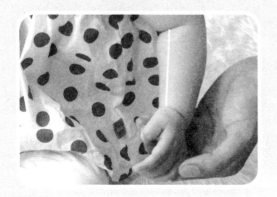

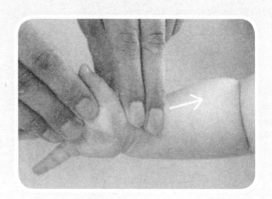

脾胃虚弱

小儿脾胃本身就虚弱，如果暴饮暴食、无节制地吃生冷食品，就会损伤脾胃。脾胃功能失调，则喝进的水停留于脾胃而成了湿邪，吃进的食物积于脾胃而成了积滞，并走于大肠而致泄泻。久泄可以加重脾胃虚弱，不能将营养物质运送到全身，会导致其他疾病的发生。

增加捏脊5遍

位置 大椎至尾骨端成一直线。

操作 拇指在后，食指、中指在前，三指同时用力拿捏皮肤，双手交替捻动，缓缓前移。从尾骨端一直捏到颈部大椎穴，每交替捻动3次，便轻轻用力上提1次，有时可听到"叭、叭"的响声。捏3～5遍，至皮肤红润微充血而止。捏第一遍以及最后一遍的时候不用做上提的动作。

要领 操作时捏起皮肤多少及提拿用力大小要适当，而且不可拧转。捏得太紧，不容易向前捻动推进，捏少了则不易捏起皮肤。捻动向前时，需做直线前进，不可歪斜。

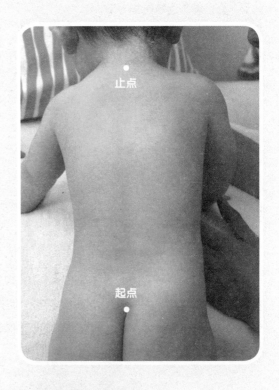

止点

起点

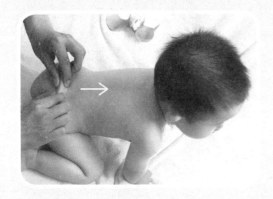

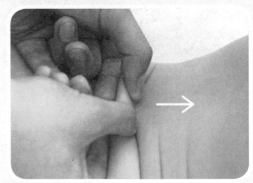

▌中医膳食调理▐

焦米汤

将米粉放在锅内用文火炒至焦黄，加少量糖和水煮沸后服用。焦米汤有一定的热能，米粉炒热后可使部分淀粉转变成糊精，利于消化吸收，并且炒焦后的淀粉还有吸附肠内毒素及气体的作用。

胡萝卜汁

鲜胡萝卜洗净切碎放入锅内，加盐3克、适量水，煮烂后去渣取汁，每天分2～3次服用。

鸡蛋黄油

把鸡蛋煮熟，取出蛋黄，用手按扁，放入锅内用温火焙烤约10分钟，然后再翻过来。如此几次，蛋黄由黄变褐，黄油同时析出，析出的黄油装入瓶中待用。单服蛋黄油3～4毫克（一个鸡蛋的含油量），早晚各服一次，连服3天。可治小儿腹泻，此方适用于6个月以上的小儿，有补脾益胃和止泻作用。

香菇汤

香菇6～8朵，洗净（若基部带有菌木则不必洗掉，保留效果更好），加水两碗，用

砂锅煎煮至一小碗，加少许食盐服用。一次服下，每日两次，有止泻功效。

苹果泥

苹果煮熟，捣成果泥后食用。每天食苹果泥2～3次，每次30～60克。

苹果一个洗净切碎，加盐0.8～0.9克，糖5克，水250毫升共煎汤，分2～3次饮用。适用于6个月以上小儿。苹果含有果酸，能吸附毒素，并含有鞣酸，具有收敛作用，适宜于小儿腹泻症。

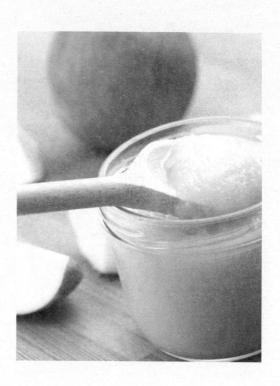

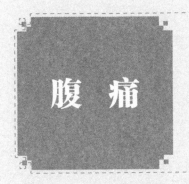

腹 痛

腹痛是临床上小儿常见的一个症状。凡在腹部胃脘以下，脐的两旁及小腹以上部位发生疼痛者，均属腹痛的范围。中医认为腹痛主要与情志刺激、饮食不节、寒温失调、素体阳虚、虫积等因素有关。

体质特征 在上腹、小腹、脐周发生不同程度的疼痛，疼痛性质可有冷痛、灼痛、隐痛、绞痛、满痛、胀痛、刺痛等，常伴形体消瘦、面色苍白、哭闹不安等症状。

补脾经

位置 拇指末节罗纹面。

操作 将小儿拇指屈曲，沿着拇指的侧面从指尖一直推到指根，推 100 ~ 300 次。一定要注意推动的方向，这与补泻有关，补泻弄错了治疗效果可就不一样了，一定要看仔细哦！

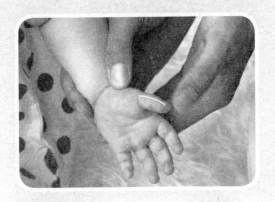
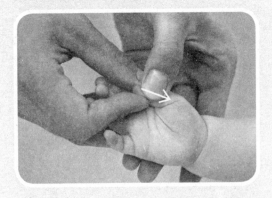

孩子肚子疼得不能动，多为急性炎症，如阑尾炎、胆囊炎等；肚子疼呈绞痛样，多为蛔虫症、尿路结石等；撕裂性肚子疼，常见于内脏穿孔，如胃和胆囊穿孔。以上情况应及时就医。

揉一窝风

位置　在手腕背侧，腕横纹中央。

操作　以手指指腹在穴位上按顺时针或逆时针方向旋转揉动。揉100~200次。

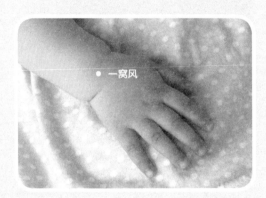

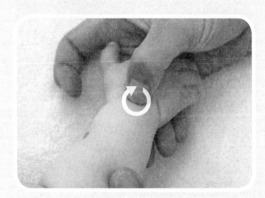

推三关

位置　在前臂桡侧（拇指侧），自腕横纹至肘横纹成一直线。

操作　用拇指侧面或食指、中指指面自腕推向肘，推50~100次。

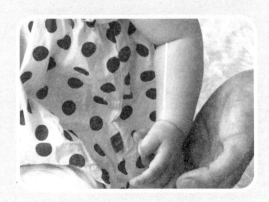

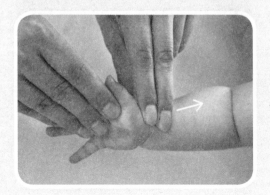

摩腹

位置　腹部中间，肚脐周围。

操作　用手掌或三指并拢按在腹部轻轻地摩动，逆时针摩5分钟。指摩可稍轻快，掌摩可稍重缓。注意一定是逆时针摩动！

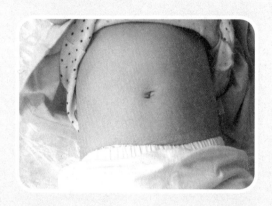
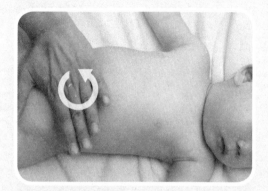

拿肚角

位置　肚脐向下2寸，旁开2寸处，左右各一个。

操作　用拇指与食指、中指指端用力提掐穴位，拿3~5次。操作时拇指和其他指用力应协调一致，动作要轻巧灵活，缓和连续，由轻渐重，切忌突然用力。

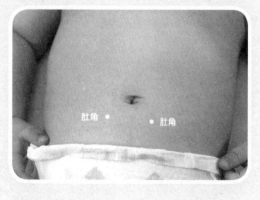
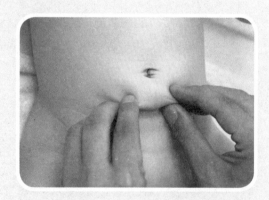

陶医生温馨提醒：

　　孩子肚子疼不能随便揉：孩子肚子疼，妈妈总要帮着揉揉，这种方法对胃肠道痉挛引起的绞痛有一定效果，但是对于阑尾炎、肠套叠等引起的腹痛，只会越揉越麻烦了。

揉天枢

位置 肚脐旁2寸（约一指）的地方，左右各一个。

操作 用食指和中指分别点按在两侧的天枢穴，轻轻地按揉。揉100～200次。顺时针或逆时针都可。

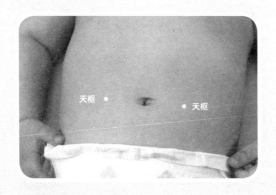 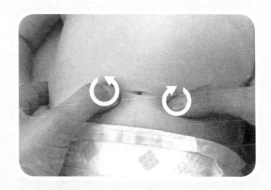

分腹阴阳

位置 上腹部。

操作 双手拇指沿肋弓角边缘向两旁分推，推50～100次。

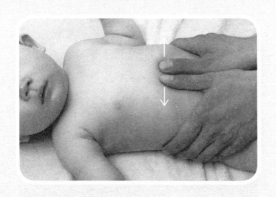 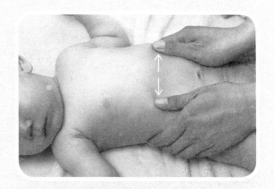

陶医生温馨提醒：

不能乱吃驱虫药：很多家长认为，孩子肚子疼是肚里有虫，只要吃点驱虫药就行了。其实驱虫药不能乱吃，一年在秋冬交替时吃一次即可，驱虫药对人体是有一定副作用的。另外，给孩子驱虫，最好在孩子身体状况良好时进行。

随症加减

食欲不佳　增加推四横纹100次

位置　在掌面食指、中指、无名指、小指的第一指间关节横纹处。

操作　四指并拢从食指横纹处推向小指横纹处，推100～300次。

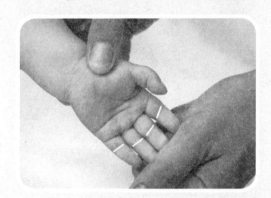 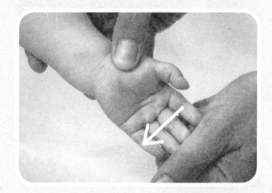

大便干燥　增加清大肠200次

位置　食指桡侧（近拇指一侧），自指尖至虎口（食指与拇指在手掌部衔接处）成一直线。

操作　从虎口向食指尖直推，推100～300次。此处一定要注意推动的方向，这与补泻有关，补泻弄错了治疗效果可就不一样了，一定要看仔细哦！

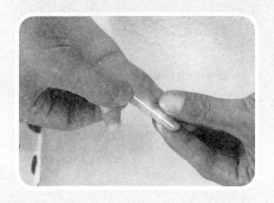 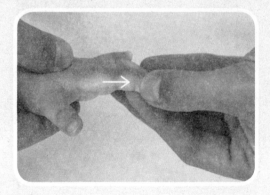

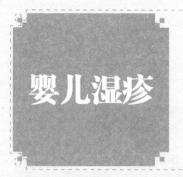

婴儿湿疹

湿疹是一种常见的过敏性皮肤病。小儿湿疹好发于面部、头部以及皮肤皱褶处，逐渐蔓延至颈、肩、背、臀、四肢，严重的可累及全身。通常在出生后第二或第三个月开始发生，6个月以后逐渐减轻，1岁半以后大多数患儿逐渐自愈。

 婴儿湿疹初起时为发散或群集的小红丘疹或红斑，后逐渐增多，并可见小水疱，黄白色鳞屑及痂皮，可有渗出、糜烂及继发感染。患儿因瘙痒而烦躁不安，夜间哭闹，影响睡眠。

清胃经

位置 拇指掌面近掌端第一节。

操作 向指根方向直推，推100～300次。用力宜柔和均匀，推动时要有节律，频率为每分钟200～300次。

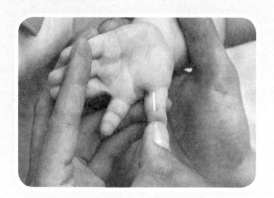
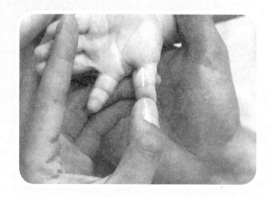

清肝经

位置 食指末节罗纹面。

操作 由指尖向指根方向直推，推100～300次。用力宜柔和均匀。

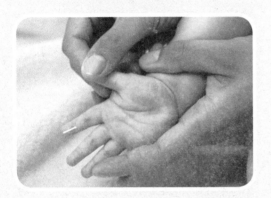 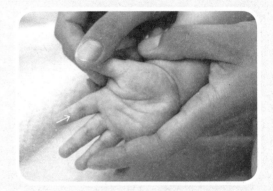

清肺经

位置 无名指末节罗纹面。

操作 由指尖向指根方向直推，推100～300次。

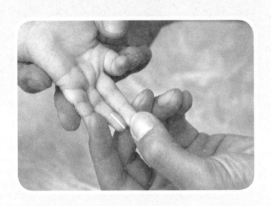 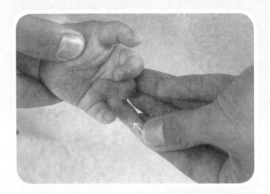

补脾经

位置　拇指末节罗纹面。

操作　将小儿拇指屈曲，沿着拇指的侧面从指尖一直推到指根，推100~300次。

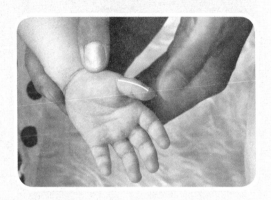
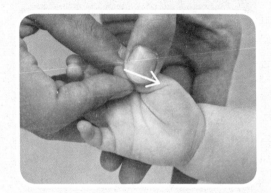

清天河水

位置　前臂内侧正中，自腕横纹至肘横纹成一直线。

操作　用食、中二指指腹自腕推向肘，推100~200次。

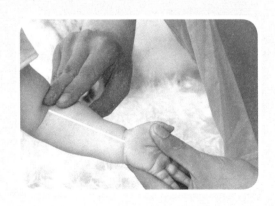
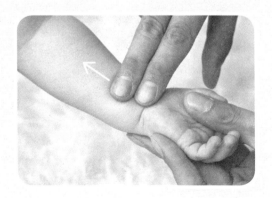

补肾经

位置　小指末节罗纹面。

操作　从小指第二指间关节直推到指尖。推100～300次。

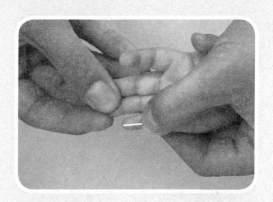
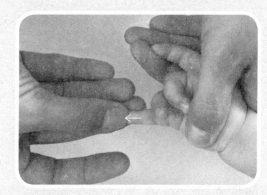

揉百虫窝

位置　膝上内侧，髌骨内上缘2.5寸处。简便一点取穴，可以用手掌包住膝关节（左手包右膝，右手包左膝），五指自然伸开，大拇指指尖下面就是百虫窝了。注意，一定要用孩子的手来测量哦！也就是给谁做，就用谁的手测量。

操作　用拇指指端按揉，按揉50～100次。操作时用力应轻柔而均匀，手指不要离开接触的皮肤，应使该处的皮下组织随手指的揉动而滑动，不要在皮肤上摩擦。

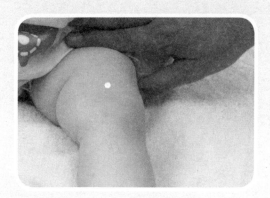
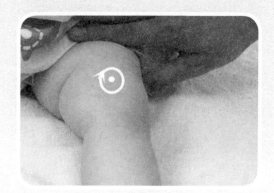

揉足三里

位置 膝关节外侧间隙下3寸，胫骨前嵴外一横指。

操作 用拇指指肚在穴位上做顺时针或逆时针方向旋转揉动，揉50～100次。

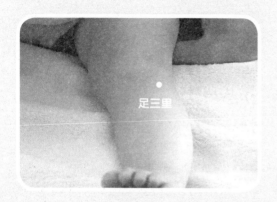
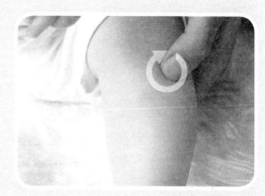

生活护理

　　母乳喂养可以减轻湿疹的程度。蛋白类辅食应该晚一些添加，如鸡蛋、鱼、虾等，一般宝宝从4个月开始逐渐添加，而有湿疹的宝宝，建议晚1～2个月添加，且添加的速度要慢。宝宝的饮食尽可能是新鲜的，避免让宝宝吃含气、含色素、含防腐剂或稳定剂、含膨化剂等的加工食品。

　　有牛奶过敏的宝宝，可用豆浆、羊奶等代替牛奶喂养。

　　对鸡蛋过敏的宝宝可单吃蛋黄。

　　乳母的饮食也要均衡，不宜过于滋腻。以清淡饮食为好，应该少些盐份。

中医膳食调理

马齿苋煎

　　鲜马齿苋30～60克，水煎，每日分数次服用，并可配合外洗。

金银花煎

　　金银花30克，水煎，每日外洗患处。

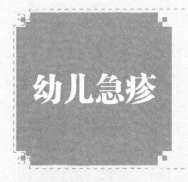

幼儿急疹

幼儿急疹，是由病毒（主要是人疱疹病毒）感染所引起的儿童特有的一种轻型病毒性发疹性传染病。多发于 2 岁以下的婴幼儿。

幼儿急疹有两个阶段，在发病前有 5 ~ 15 天的潜伏期，之后首先出现如下症状：

● 没有明显原因体温突然升高，达到 39℃ ~ 40℃，且持续不退，即使使用退烧药，过不了多久体温又会升高。但孩子状态良好，除了精神稍差之外，玩耍、饮食基本如常。

● 有时会出现高热惊厥，有些孩子还会出现咳嗽、颈部淋巴结肿胀、耳痛等症状。也有的没有任何其他症状。

发病后三天左右进入第二阶段，这时的症状有：

● 发热 3 ~ 5 天后，热度突然下降，体温 24 小时内降至正常。

● 热退时或热退数小时后出现细小、清晰的玫瑰色斑点状密集皮疹，皮疹通常先发生于面颈部及躯干，以后逐渐蔓延到四肢。

疹出 1 ~ 2 天后自行消退，无色素沉着，也不脱屑。患病后可获持久免疫力，很少会再次得病。

发热期

邪气在表，表现为突然发热，持续不退，微咳，精神良好。

开天门

位置 两眉中间至前发际成一直线。

操作 两拇指自下而上交替直推，推30 ~ 50次。

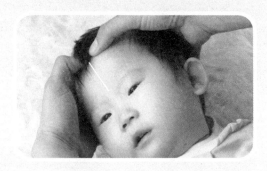 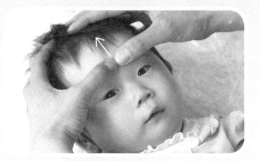

推坎宫

位置 自眉头沿眉心向眉梢成一横线。

操作 两拇指自眉心向眉梢做分推，推30～50次。

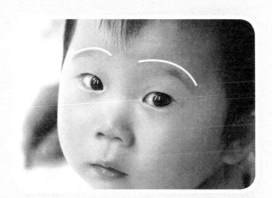
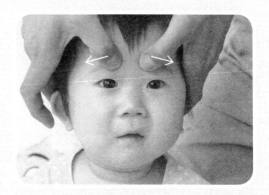

运太阳

位置 眉梢与眼角延长线相交处，眉后按之凹陷处。

操作 用食指或中指指端在穴位上做环形运转推动，运30～50次。运法宜轻不宜重，宜缓不宜急，要在体表旋绕摩擦推动，不带动深层肌肉组织。频率一般为每分钟80～120次，运时向耳廓方向稍用力。

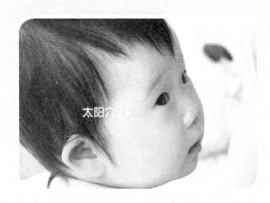

太阳穴

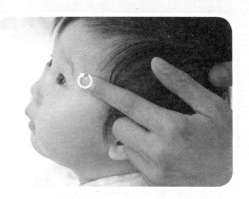

清肺经

位置 无名指末节罗纹面。

操作 由指尖向指根方向直推，推100～300次。此处一定要注意推动的方向，方向弄错了治疗效果可就不一样了，因此一定要看仔细哦!

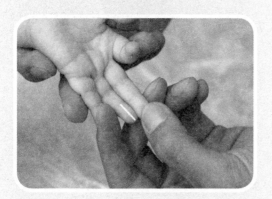 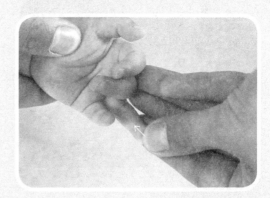

清天河水

位置 前臂内侧正中，自腕横纹至肘横纹成一直线。

操作 用食、中二指指腹自腕推向肘，推100～200次。推的方向一定是从腕到肘，不可反向操作!

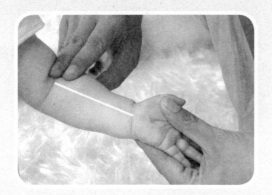 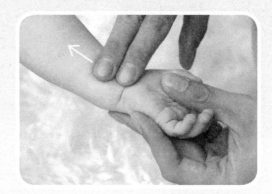

退六腑

位置 在前臂尺侧（小指侧），自肘关节至腕横纹成一直线。

操作 用拇指指面或食指、中指指面自肘推向腕，推100~200次。推的方向一定是从肘到腕，不可反向操作！

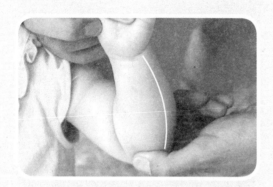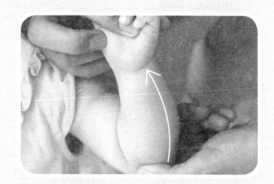

出疹期　　发热消退，全身肌肤出现玫瑰色小疹，皮疹以躯干为多，有的伴有饮食不振。发现患儿出疹时要注意隔离到出疹后五天，全愈后方可与别的小朋友接触，以免传染。

揉小天心

位置 掌根大小鱼际交接处凹陷中（又叫鱼际交）。

操作 用拇指或中指旋转揉动，称揉小天心。揉100~300次。顺时针或逆时针方向皆可。

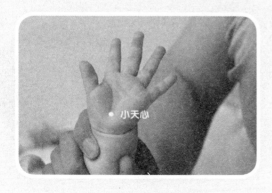

小天心

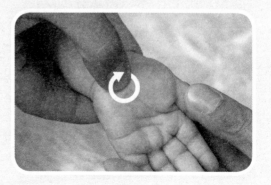

推三关

位置 在前臂桡侧（拇指侧），自腕横纹至肘横纹成一直线。

操作 用拇指侧面或食指、中指指面自腕推向肘，推50～100次。注意推动的方向是从腕到肘，不可反向操作。

疹刚出而热未退的时候，退热的推拿方法继续使用即可。

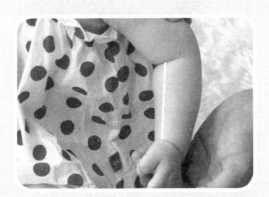
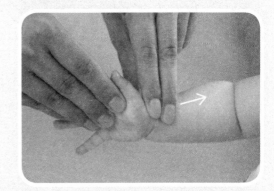

中医膳食调理

鲜芦根汁

用鲜芦根50～100克加500毫升水煎煮，然后取汁频频喂服宝宝。

西瓜翠衣汁

取西瓜翠衣（去掉绿色皮），把其中的100克切片，然后煎水随时服用。

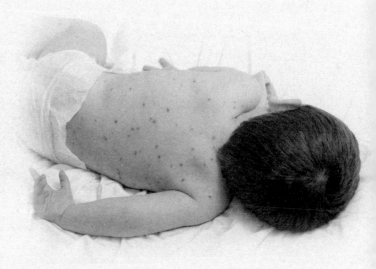

尿布疹

尿布疹是婴儿中常见的皮肤问题，它是婴儿臀部的一种炎症，表现为臀红，皮肤上有红色的斑点状疹子。严重的甚至破溃流水。由于皮肤刺痒不适，孩子爱哭闹，烦躁不安，睡不踏实。

清大肠

位置　食指桡侧（近拇指一侧），自指尖至虎口（食指与拇指在手掌部衔接处）成一直线。

操作　用拇指侧面或指肚从虎口直推向食指尖，推100～300次。此处一定要注意推的方向是从虎口直推向食指尖，这与补泻有关，方向弄错了治疗效果可就不一样了，一定要看仔细哦！

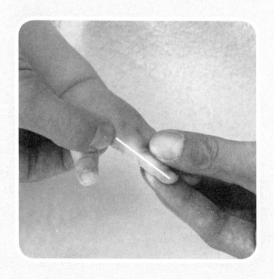 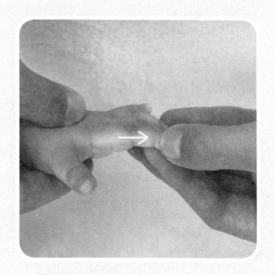

退六腑

位置　在前臂尺侧（小指侧），自肘关节至腕横纹成一直线。

操作　用拇指面或食指、中指指面自肘推向腕，推 100 ～ 200 次。推的方向一定是从肘到腕，不可反向操作！

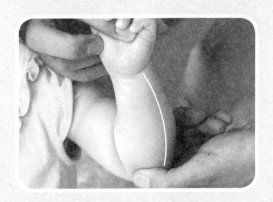
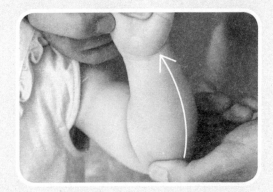

▊▊ 生活护理 ▊▊

● 如果宝宝尿布疹严重，请家长暂时停止给宝宝使用尿不湿和尿布，让宝宝的臀部暴露在空气中。睡觉的时候可以铺尿垫，以免弄脏床铺。

● 改用纯棉布做尿布，尿布应勤换洗。尿布洗干净用开水烫过后，放在阳光下晒干。

● 勤把尿，以免尿液浸湿宝宝的皮肤。

● 可以用金银花或蒲公英煮水来擦洗宝宝的小屁屁。或者给宝宝洗澡时在澡盆内滴入一支藿香正气水进行洗浴。

● 尿布疹严重的，可在医生指导下涂抹鞣酸软膏、护臀霜。

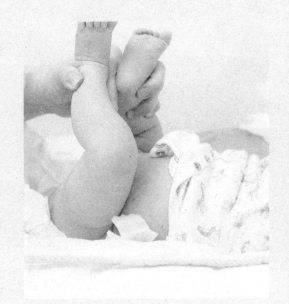

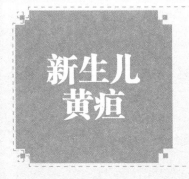

新生儿黄疸

新生儿黄疸是指新生儿时期，由于胆红素代谢异常，引起血中胆红素水平升高，而出现以皮肤、黏膜及巩膜黄染为特征的病症，是新生儿中最常见的临床问题。

补脾经

位置 拇指末节罗纹面。

操作 将小儿拇指屈曲，沿着拇指的侧面从指尖一直推到指根。推100～300次。

清肝经

位置 食指末节罗纹面。

操作 由指尖向指根方向直推，推100～300次。

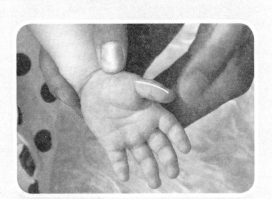

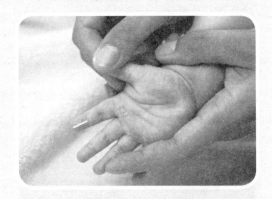

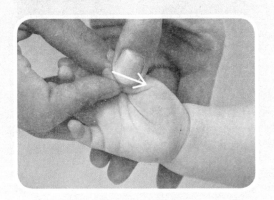

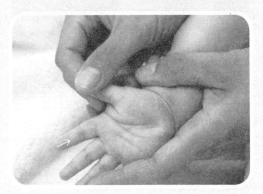

运内八卦

位置　掌心内劳宫四周。

操作　用运法，顺时针方向掐运，称运内八卦或运八卦。运法宜轻不宜重，宜缓不宜急，要在体表旋绕摩擦推动，不带动深层肌肉组织。频率一般每分钟80~120次为宜。

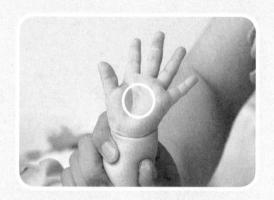
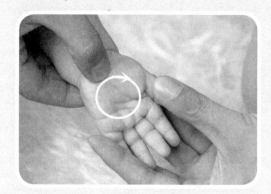

退六腑

位置　在前臂尺侧（小指侧），自肘关节至腕横纹成一直线。

操作　用拇指面或食、中指指面自肘推向腕，推100~200次。推的方向一定是从肘到腕，不可反向操作！

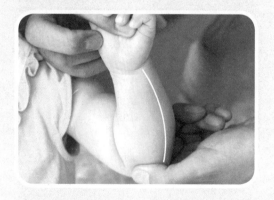
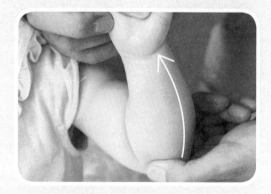

特别提醒：葡萄糖没有消退黄疸的作用，不要随意给宝宝添加。

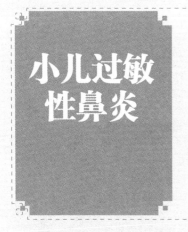

小儿过敏性鼻炎

过敏性鼻炎是鼻炎中最常见的类型。这些年来其患病率呈逐渐上升的趋势，40%的患者会合并支气管哮喘、32%~57%的患者会合并结膜炎，也是引起儿童分泌性中耳炎的相关因素。对于儿童，过敏性鼻炎会扰乱其正常生活，影响其学习成绩，还会出现阻塞性睡眠呼吸障碍，严重者甚至影响到其颌面部发育。

 常见的小儿过敏性鼻炎的症状：

1、鼻痒（小孩经常揉鼻子）；

2、交替性鼻塞（经口呼吸造成咽干、咽痛）；

3、打喷嚏（通常是突然和剧烈的）；

4、流鼻涕（多为清水涕，感染时为脓涕）；

5、鼻腔不通气（说话嗡嗡地，甚至嗅觉下降或者消失）；

6、头昏、头痛、耳闷、眼睛发红发痒及流泪（眼眶下黑眼圈是经常揉眼所致）。

开天门

位置 两眉中间至前发际成一直线。

操作 两拇指自下而上交替直推，推50~100次。

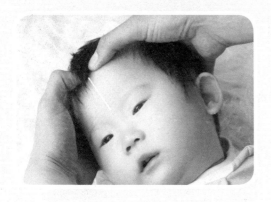

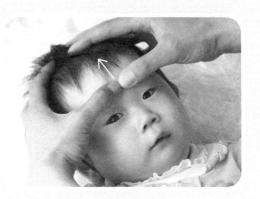

推坎宫

位置 自眉头沿眉心向眉梢成一横线。

操作 两拇指自眉心向眉梢做分推，推50~100次。

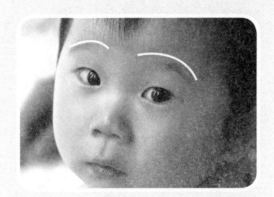 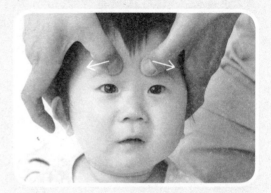

运太阳

位置 眉梢与眼角延长线相交处，眉后按之凹陷处。

操作 用食指或拇指指端在穴位上作环形运转推动，运30~50次。运法宜轻不宜重，宜缓不宜急，要在体表旋绕摩擦推动，不带动深层肌肉组织。频率一般为每分钟80~120次，运时向耳廓方向稍用力。

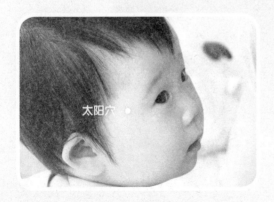

太阳穴

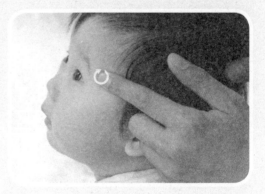

揉迎香

位置　鼻翼旁五分，鼻唇沟中。

操作　用食、中二指在穴位上按顺时针或逆时针方向旋转揉动，揉20～30次。

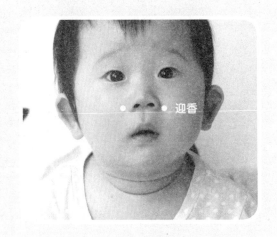

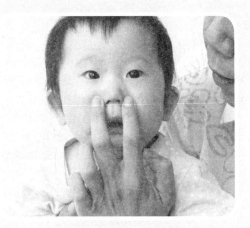

黄蜂入洞

位置　两鼻孔下缘。

操作　以食、中二指指端轻揉鼻孔边缘，揉100次。

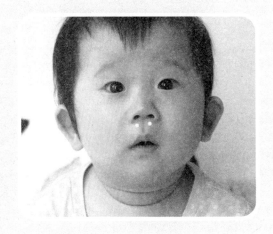

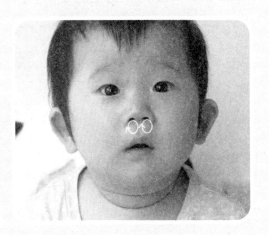

清肺经

位置 无名指末节罗纹面。

操作 由指尖向指根方向直推，推100～300次。此处一定要注意推动的方向，方向弄错了治疗效果可就不一样了，因此一定要看仔细哦！

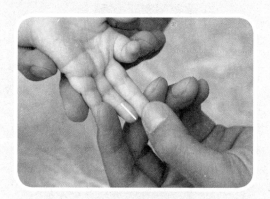 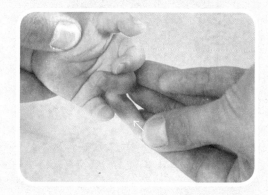

补脾经

位置 拇指末节罗纹面。

操作 将小儿拇指屈曲，沿着拇指的侧面从指尖一直推到指根，推100～300次。

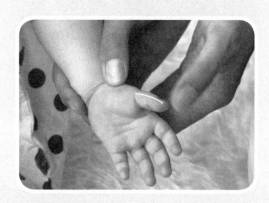 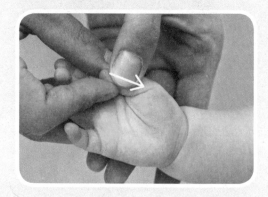

推三关

位置 在前臂桡侧（拇指侧），自腕横纹至肘横纹成一直线。

操作 用拇指侧面或食指、中指指面自腕推向肘，推50～100次。

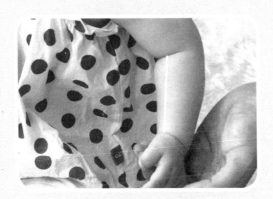
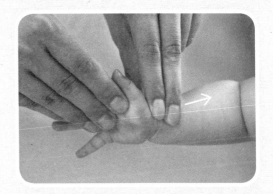

揉大椎

位置 颈部，第七颈椎棘突下，低头颈背部最高骨下。

操作 用拇指端或中指端揉，揉100次。

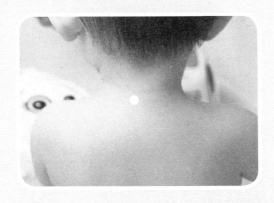
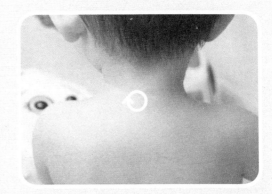

陶医生温馨提醒：

　　对于过敏性鼻炎，小儿推拿安全有效，按摩时间、疗程要长一些，只要妈妈付出多一些耐心，坚持一段时间就会有好的效果。

揉脐

位置　肚脐中央。

操作　用拇指指端或中指指端揉，揉30～50次。

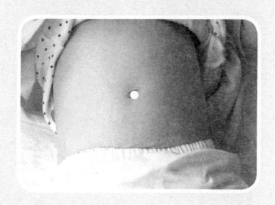 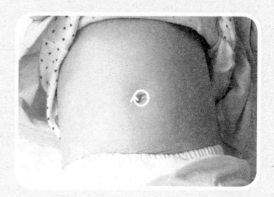

▌日常护理▌

中医主张标本同治。常言道三分治七分养，治是治标，养，就是改善体质，就是治本。在与过敏性鼻炎的斗争中，养其实是最关键的，养得好，治才更有效，才能达到去根的目的。

那么怎么养呢？

首先，加强户外体育锻炼、不捂着。

户外活动，可以增强适应气候变化的能力，避免成为温室里的花朵。捂得跟大粽子似的，不利于活动，也不利于肺气升发肃降，通俗说法就是不利于增强免疫调节力。

其次，饮食起居有节。少食多餐。

生活有规律，睡眠充足，发育就会快一点。另外，饮食荤素合理搭配，不吃过饱，忌生冷油腻。后天之本脾安好了，身体就棒了。

患有过敏性鼻炎的小儿不宜吃哪些食物呢？

1. 过凉的食物、冷饮。夏季天气炎热，孩子们都很喜欢喝冷饮，吃冰激淋，但是过冷的食物会降低免疫力，并造成呼吸道过敏。

2. 刺激性食物：如辣椒、芥末等，容易刺激呼吸道黏膜。

3. 易引发过敏的食物：牛肉、含咖啡因的饮料、巧克力、柑橘汁、玉米、乳制品、蛋、燕麦、牡蛎、花生、鲑鱼、草莓、香瓜、蕃茄、小麦。

4. 人工色素、食品添加剂含量多的食品：尤其是亚硫酸盐防腐剂，已经证实会引起呼吸道过敏反应，所以对于有添加剂的加工食品，过敏性鼻炎的孩子应尽量避免。

5. 蛋、牛奶常是食物中的过敏原，过敏性鼻炎的儿童如证实对蛋、牛奶过敏，应避免此类食物的摄取。

6. 食物中农药及劣质油在人体的氧化代谢过程中，易产生过氧化物及自由基，影响免疫系统的平衡，造成过敏反应的加强。为了避免以上食物的残留物，孩子应少吃油炸食物及尽量摄取没有农药的蔬菜水果。

陶医生温馨提醒：

1. 通鼻窍小窍门：宝宝睡觉的时候，妈妈用手掌劳宫穴轻轻捂住宝宝的囟门处，捂至宝宝头囟部微微出汗。此方法可以很好地缓解宝宝鼻塞的症状。

2. 擤鼻涕的时候一定注意，不要摁住一边擤另一边，这样做内部压力会很大，很容易导致炎性的分泌物进入内耳，引起中耳炎，正确的方法是两侧一起擤，用力不要太大。

3. 平时多用温水洗鼻，温润鼻腔，减少发病。

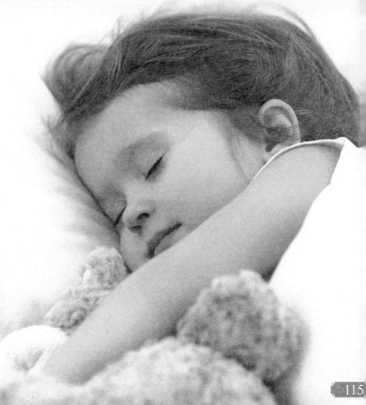

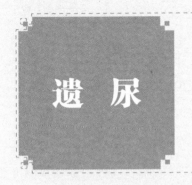

遗 尿

3 岁以上的小儿在睡觉时还会不自觉地将小便尿在床上，就要警惕他是不是得了"遗尿症"。病情轻的数天一次，严重的天天尿床，甚至一夜多次。

中医认为小儿遗尿多由肾气不足、病后体弱、肺脾气虚或肝经湿热所致。

遗尿症必须及早治疗，虽然随着年龄增加有些会自愈，但是如果病程拖得时间很长，就会妨碍儿童的身心健康，影响心理、生理发育。小儿推拿从补益肾精、温阳补气的角度对孩子进行调理，能取得不错的效果。

按揉百会穴

位置 在头顶正中线与两耳尖连线的相交处。

操作 拇指按或揉，按30～50次，揉100～200次。按压时，拇指伸直。按压时应垂直用力，先用缓力按之，渐由轻而重，频起频按，不离其位。

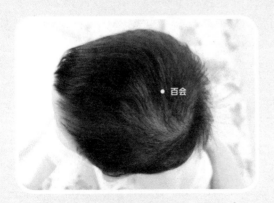

百会

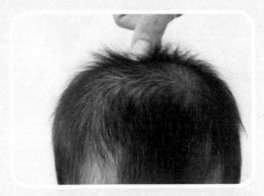

补脾经

位置　拇指末节罗纹面。

操作　沿着拇指的侧面从指尖一直推到指根，推100～300次。

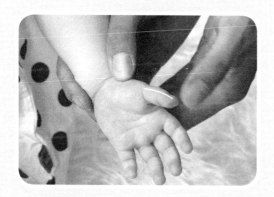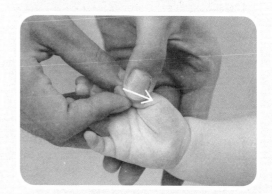

补肺经

位置　无名指末节罗纹面。

操作　旋推法，以拇指指面在穴位上按顺时针方向旋转推动，旋推100～300次。

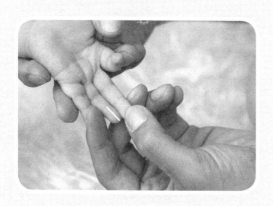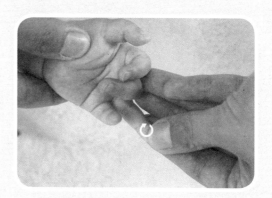

补肾经

位置　小指末节罗纹面。

操作　从小指第二指间关节直推到指尖，推100~300次。

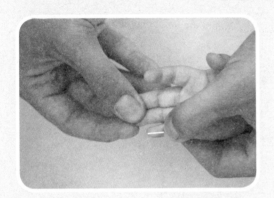
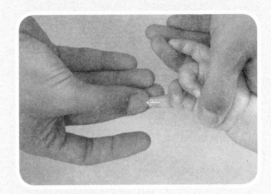

补小肠

位置　在小指尺侧（外侧）边缘，自指尖到指根成一直线。

操作　从指尖向指根方向直推，推100~300次。

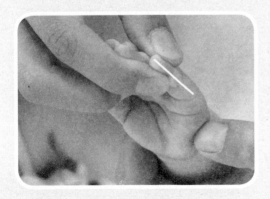
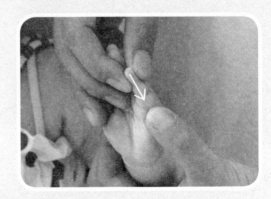

揉外劳宫

位置　在手背中央，与内劳宫相对。

操作　以拇指指腹在穴位上按顺时针或逆时针方向旋转揉动，揉100～200次。

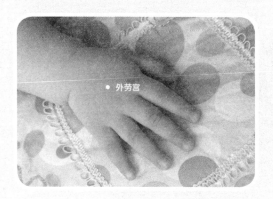

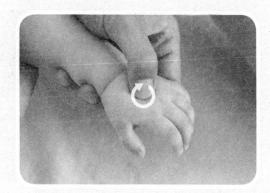

推三关

位置　在前臂桡侧（拇指侧），自腕横纹至肘横纹成一直线。

操作　用拇指侧面或食、中指指面自腕推向肘，推50～100次。

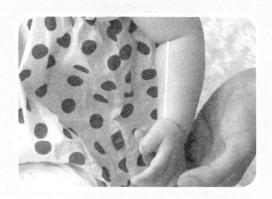

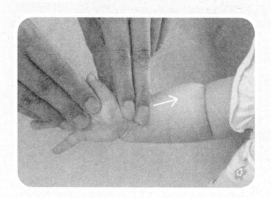

揉肾俞

位置　在第二腰椎棘突下缘（第二腰椎棘突与第三腰椎棘突之间），旁开1.5寸，左右各一个。

简便的取穴方法：找到宝宝的胯骨，也就是叉腰摸到的骨头，胯骨高点连线与脊柱相交的地方是第四腰椎，往上倒数两个就是第二腰椎了。

操作　用双手拇指或单手食指、中指分别在两侧穴位上揉动，揉100～200次。

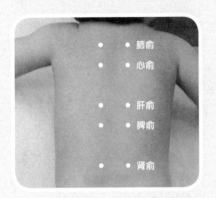

肺俞
心俞
肝俞
脾俞
肾俞

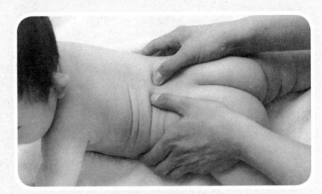

按揉三阴交

位置　在足内踝上3寸（将小宝宝的手指并拢，四指的宽度相当于3寸，这里的3寸是相对的，不是尺子上的，因此每个宝宝的3寸都不太一样）。

操作　用拇指或食指按揉，按30～50次，揉100～200次。顺时针或逆时针皆可。按压时应垂直用力，先用缓力按之，渐由轻而重，频起频按，不离其位。

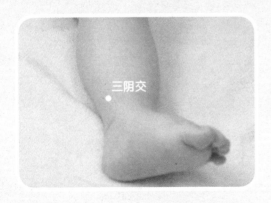

三阴交

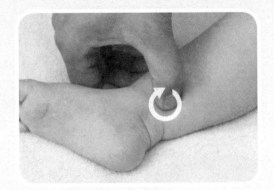

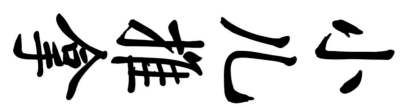

小儿推拿

一学就会 ②

父母是宝宝最好的按摩师和家庭医生

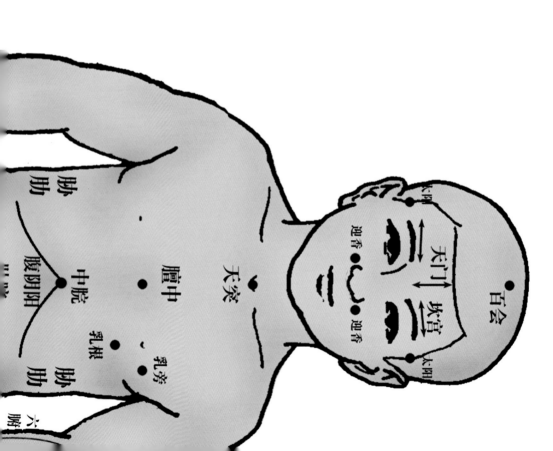

中医小儿推拿妙妙妙
小病小育自己治课

一学就会解
不吃药 不打针

专家讲药针

如果你嫌痛得厉害，那么吃药变得抵抗力越来越差，药针之苦，跟我们一起来学小儿推拿，我们的双手为孩子的健康保驾护航！让孩子远离打针吃药的小小病痛！如果你希望不用药无痛针药。如果你知道有一种绿色疗法自己就能调理孩子的小小病痛，每天10分钟。

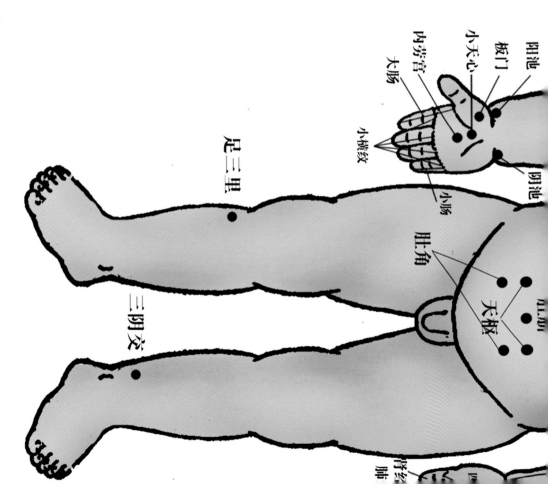

阳池
板门
小天心
内劳宫
大肠
小横纹
小肠
阳池
足三里
肚角
天枢
三阴交
肾经
肺

▍中医膳食调理 ▍

● 韭菜根25克，洗干净后，放入干净纱布中绞汁，煮开温服。每天1次，连服10天。

● 饴糖2匙，桂枝15克，白芍10克，甘草10克。 桂枝、白芍、甘草水煎后，过滤去渣，冲入饴糖，每天早晚2次分服。

● 玉竹水煎代茶饮用。

● 猪腰子粥：猪腰子，粳米50克，盐适量。把猪腰子去筋膜后洗净，用开水烫一下，去除腥味，切碎备用；粳米淘洗干净；锅置火上，放入适量水，加入猪腰子、粳米同煮粥。快熟时，加入盐及调料。

● 白果5枚，覆盆子10克，猪小肚100～150克，清水500克，盐适量。 白果洗净，炒熟，去壳；猪小肚洗净，切成小块；锅置火上，加入清水、白果、覆盆子、猪小肚，烧开煮熟，加适量盐即成。

● 山药35克，糯米50克，砂糖适量。 山药去皮，炒熟；糯米淘洗干净；锅置火上，放入适量清水，加山药、糯米同煮稀粥。快熟时，再加砂糖并调匀。

● 鸡头米20克，金樱子、菟丝子、车前子各15克。 文火水煎。早晚分2次服用。

● 核桃(不限量)炒黄让小孩定时吃。

● 大枣8～10颗，睡前让孩子生吃，连吃1个月。

● 山药250克，山萸肉5克。 山药洗净后去皮，捣烂如泥状，加入山萸肉蒸熟，吃时加少许白糖，每日当点心吃，食量多少不限。

▍外治法 ▍

● 五倍子、何首乌各3克，醋调匀，敷在肚脐上，每晚一次，连用3～5天。

● 小茴香7克、丁香3克、巴戟天10克、葫芦巴10克，混合，用容器研磨成细粉，用醋调匀，敷在肚脐上，连用3天。

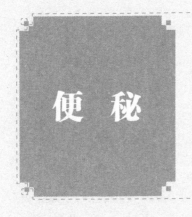

便 秘

小儿便秘，在小儿胃肠道疾病中占 20% ~ 25%，便秘可以引起腹胀、腹痛、食欲不振、毒素吸收，从而影响到体格和智力发育。排便时坚硬的大便可使肛门发生裂伤，引起出血、疼痛，导致小孩害怕排便、不敢排便。长期便秘使直肠内滞留大量粪便，会对膀胱形成压力，造成遗尿和泌尿道感染。

 大便干燥不通、排便时间间隔过长、有排便的感觉却排出困难。

清大肠

位置　食指桡侧（近拇指一侧），自指尖至虎口（食指与拇指在手掌部衔接处）成一直线。

操作　从虎口直推向食指尖，推100 ~ 300次。

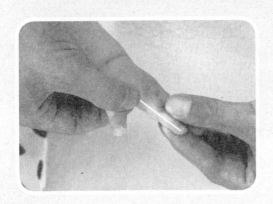
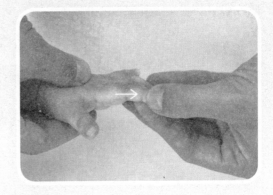

推脾经

位置 拇指末节罗纹面。

操作 旋推或将小儿拇指屈曲，沿着拇指的桡侧（外侧）向掌根方向推为补，称补脾经；由拇指指肚向指根方向直推为清，称清脾经。补脾经、清脾经统称为推脾经，推100～300次。

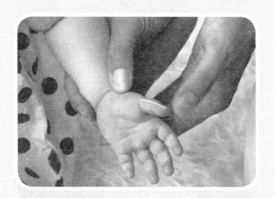

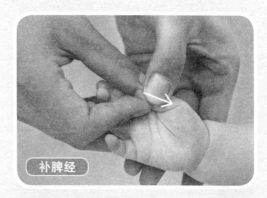

补脾经

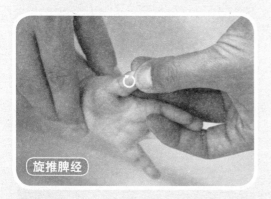

旋推脾经

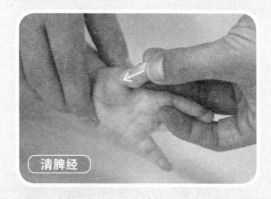

清脾经

如果大便干硬、口气较重、舌苔很厚，此时就清脾经；如果大便不十分干硬，排便的时候没有用力难出的情况，舌苔也不厚，就补脾经。

陶医生温馨提醒：

平日在家可以让孩子多练习加强腹肌的动作，促进肠胃蠕动。简单的蹲起、身体往前后弯曲或是转腰的动作，可以扭转到腰部肌肉，有助加速肠蠕动。

揉天枢

位置 肚脐旁2寸（约一指）的地方，左右各一个。

操作 用食指和中指分别点按在两侧的天枢穴，轻轻地按揉。也可以用两手拇指分别点按在两侧的天枢穴上按揉。揉100～200次。

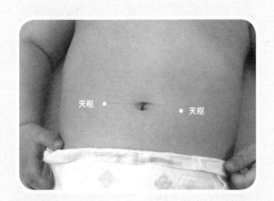 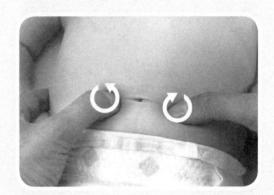

摩腹

位置 腹部中间，肚脐周围。

操作 用手掌或三指并拢按在腹部轻轻地摩动，顺时针摩5分钟。指摩可稍轻快，掌摩可稍重缓。注意一定是顺时针摩动！

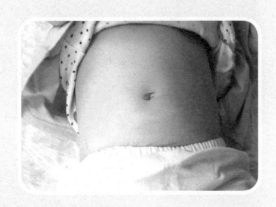 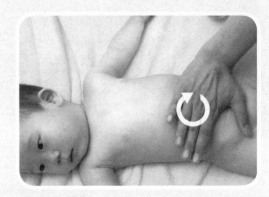

推下七节骨

位置 命门（第二腰椎下凹陷中）至尾椎骨成一直线。（找到宝宝的胯骨，也就是叉腰摸到的骨头，胯骨高点连线与脊柱相交的地方是第四腰椎，往上倒数两个就是第二腰椎了。）

操作 用拇指桡侧面或食、中二指指面自上向下做直推，称推下七节骨，推300次。此处一定要注意推动的方向是自上向下，这与补泻有关，补泻弄错了治疗效果可就不一样了。

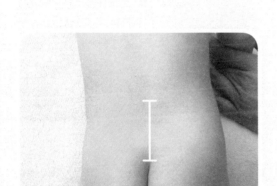
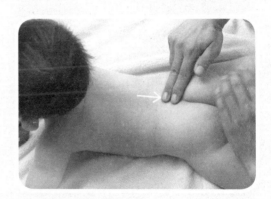

揉龟尾

位置 在尾骨端。

操作 用拇指或中指揉，揉50~100次。按顺时针或逆时针方向旋转揉动都可以。

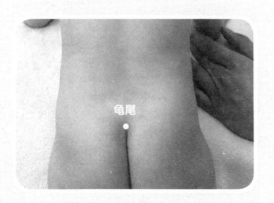
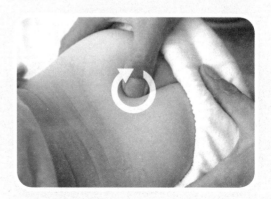

揉足三里

位置 膝盖外侧陷凹下3寸，胫骨旁开1寸。膝关节外侧间隙下3寸，胫骨前嵴外一横指。

操作 用拇指按揉足三里。揉50 ~ 100次。

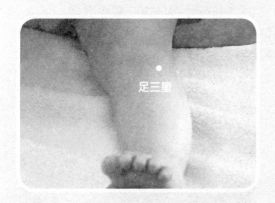

足三里

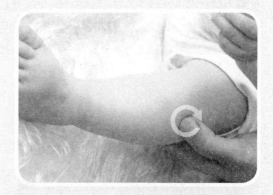

随症加减

如果大便干硬、口气较重、舌苔很厚的，属于实秘，按摩时增加以下穴位：

退六腑

位置 在前臂尺侧（小指侧），自肘关节至腕横纹成一直线。

操作 用拇指面或食、中指指面自肘推向腕，推100 ~ 200次。推的方向一定是从肘到腕，不可反向操作！

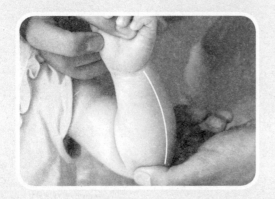

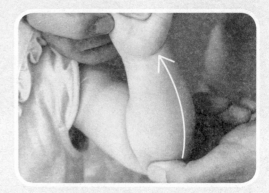

如果大便不十分干硬，排便的时候没有用力难出的状况，舌苔也不厚，属于虚秘，按摩时增加以下穴位：

推三关

位置 在前臂桡侧（拇指侧），自腕横纹至肘横纹成一直线。

操作 用拇指侧面或食指、中指指面自腕推向肘，推100～200次。推动的方向是从腕到肘，不可反向操作！

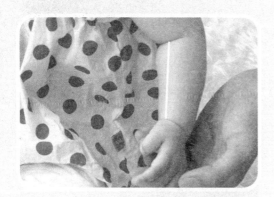
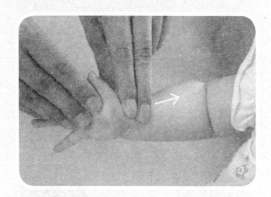

补肾经

位置 小指末节罗纹面。

操作 从小指指间关节直推到指尖，推100～300次。

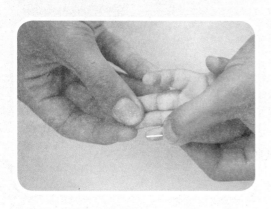
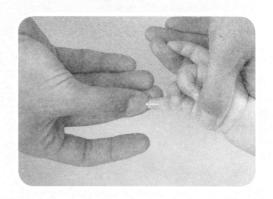

捏脊

位置 大椎至尾骨端成一直线。

操作 拇指在后，食指、中指在前，三指同时用力拿捏皮肤，双手交替捻动，缓缓前移。从尾骨端一直捏到颈部大椎穴，每交替捻动3次，便轻轻用力上提1次，有时可听到"叭、叭"的响声。捏3～5遍，至皮肤红润微充血而止。捏第一遍以及最后一遍的时候不用做上提的动作。

要领 操作时捏起皮肤多少及提拿用力大小要适当，而且不可拧转，捏得太紧，不容易向前捻动推进；捏少了则不易捏起皮肤。捻动向前时需直线前进，不可歪斜。

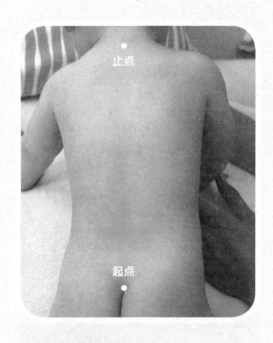

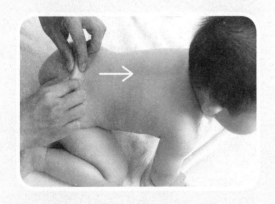

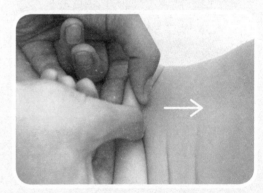

陶医生温馨提醒

●以上推拿手法的顺序可以打乱，按孩子的配合度来增减时间，如果宝宝不配合，等入睡后再操作也有同样的效果。

●引导孩子平时多食用杂粮、蔬菜等纤维素多的食物。

●让孩子养成定时排便的习惯，适当进行户外活动，增加锻炼。

中医膳食调理

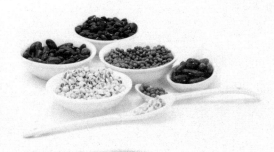

绿豆薏仁汤

绿豆、薏仁加水煮食。其富含纤维素，不但可以改善便秘的症状，还有清热退火的功效。

红枣汤

红枣熬汤喝，既具有补中益气的作用，也有通心腹邪气的功效。

红薯粥

新鲜红薯250克，大米60克，白糖适量。将红薯洗净切块，与大米一起置于锅内，加适量水煮成稠状烂粥，加入白糖，早晚让小儿温热食用。

银耳橙汁

银耳10~15克，鲜橙汁20毫升。将银耳洗净泡软，放碗内置锅中隔水蒸煮，加入橙汁调和，连渣带汁1次服完。每日1剂，连服数天。

核桃银耳汤

核桃仁30克，银耳10克，猪瘦肉100克。将银耳水泡发好，择洗干净；核桃仁洗净；猪瘦肉洗净，切片。锅置火上，放清水、白木耳、核桃仁、猪瘦肉一起煮汤，可放少许盐调味。饮汤吃渣，可佐餐食用。

果仁橘皮粥

将橘皮切丝，杏仁、松仁、芝麻捣碎，与橘皮共煎煮。去渣取汁，再加入粳米，熬煮成粥加少量糖，将少量炒熟的果仁末撒在粥上调味即成。

香蕉苹果泥

将香蕉和苹果刮成泥，上锅隔水蒸3分钟，取出晾凉后，喂食宝宝。

提醒一点，婴儿的肠胃还不适合多吃生水果，其中的酸性成分刺激性强，会造成宝宝腹泻和脾胃失调，要适当加热后再给宝宝吃。

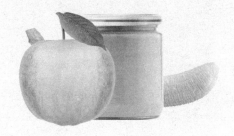

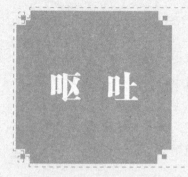

呕 吐

呕吐是小儿时期常见的临床症状，不同年龄不同种疾病均可引起呕吐。呕吐可以是独立的症状，也可是原发病的伴随症状。孩子出现呕吐时不要惊慌，观察病情，正确护理。

伤食呕吐

体质特征 呕吐酸臭乳块或未消化的食物，口气臭秽，不思乳食，大便秘结或泻下酸臭，夜卧不安，吐后症减。

补脾经

位置 拇指末节罗纹面。

操作 将小儿拇指屈曲，沿着拇指的侧面从指尖直推到指根，推100~300次。

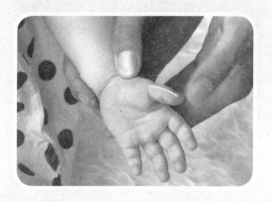

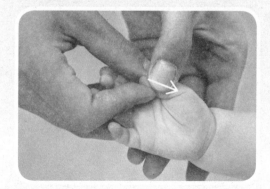

揉板门

位置　手掌面大鱼际平面。

操作　用拇指按揉板门，揉100~200次。

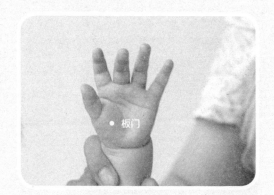

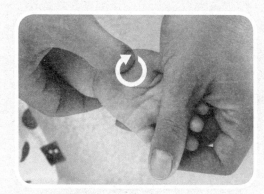

清大肠

位置　食指桡侧（近拇指一侧），自指尖至虎口（食指与拇指在手掌部衔接处）成一直线。

操作　从虎口直推向食指尖，推100 ~ 300次。

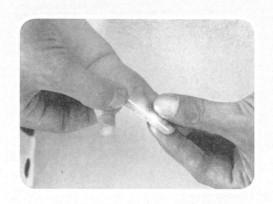

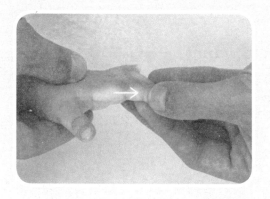

运内八卦

位置 在掌心内劳宫四周。

操作 用运法，顺时针方向掐运，称运内八卦或运八卦。运法宜轻不宜重，宜缓不宜急，要在体表旋绕摩擦推动，不带动深层肌肉组织。频率一般每分钟80～120次为宜。

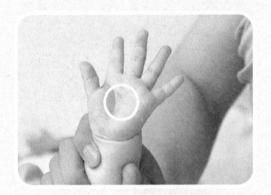
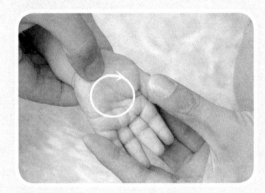

揉中脘

位置 肚脐向上4寸，于胸骨体下缘到肚脐正中连线的中点。

操作 用中指按揉中脘穴。揉50～100次。顺时针或逆时针方向均可。

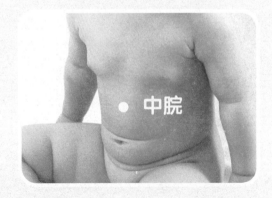
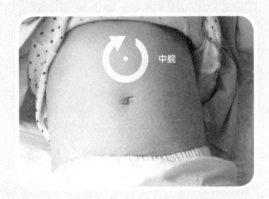

分腹阴阳

位置 上腹部。

操作 双手拇指沿肋弓角边缘向两旁分推，推50~100次。

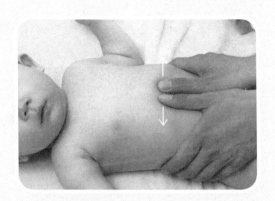
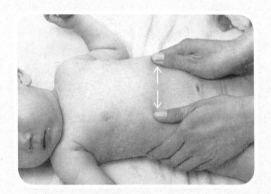

揉足三里

位置 膝关节外侧间隙下3寸，胫骨前嵴外一横指。

操作 用拇指按揉，揉50~100次。

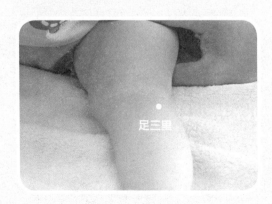

足三里

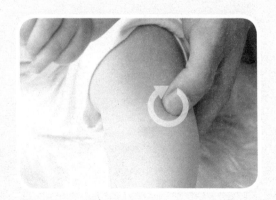

脾胃寒吐

 体质特征 饮食稍多即吐，时作时止或进食后较长时间才出现呕吐，或朝食暮吐，呕吐遇寒加重。吐物多为不消化残余乳食，味酸臭。

推天柱骨

位置 颈后发际正中至大椎成一直线。

操作 用拇指或食指自上而下直推，推 100 ~ 500 次。

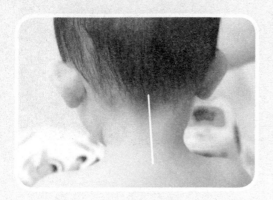
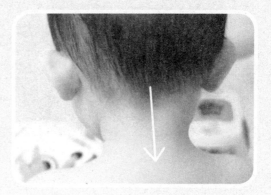

补脾经

位置 拇指末节罗纹面。

操作 将小儿拇指屈曲，沿着拇指的侧面从指尖直推到指根，推100 ~ 300次。

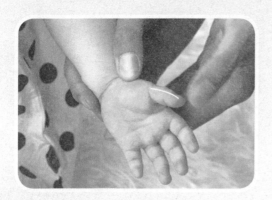
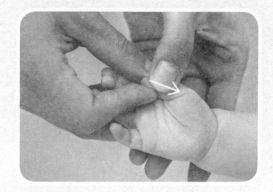

横纹推向板门

位置 在手掌大鱼际部，自腕横纹至大鱼际成一直线。

操作 自腕横纹推向拇指指根，推100~300次。

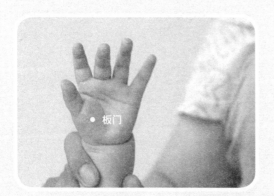

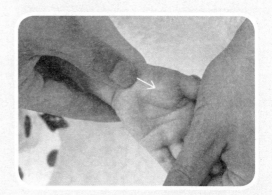

推三关

位置 在前臂桡侧（拇指侧），自腕横纹至肘横纹成一直线。

操作 用拇指侧面或食指、中指指面自腕推向肘，推50~100次。注意推动的方向是从腕到肘，不可反向操作。

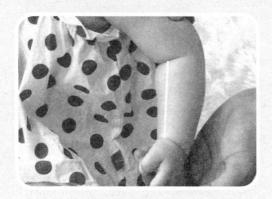

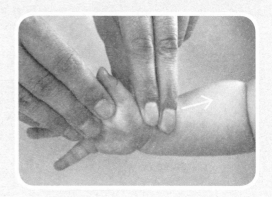

揉外劳宫

位置　在手背中央，与内劳宫相对。

操作　以拇指指腹在穴位上按顺时针或逆时针方向旋转揉动，揉100～200次。

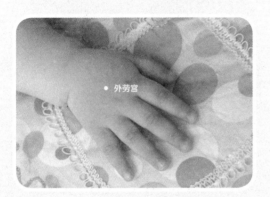
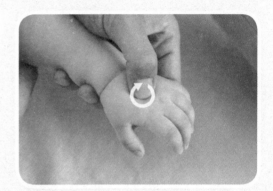

揉中脘

位置　肚脐向上4寸，于胸骨体下缘到肚脐正中连线的中点。

操作　用中指按揉中脘穴，揉50～100次。顺时针或逆时针方向均可。

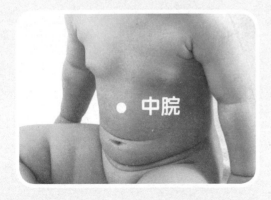
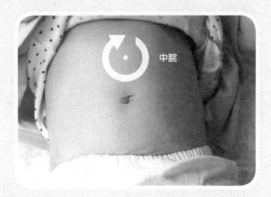

按揉足三里

位置 膝关节外侧间隙下3寸，胫骨前嵴外一横指。

操作 用拇指按揉，50~100次。

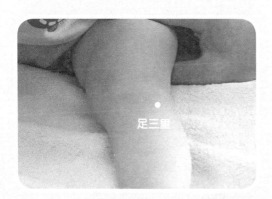

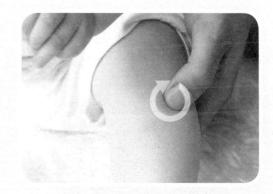

揉一窝风

位置 在手腕背侧，腕横纹中央。

操作 用拇指指端按顺时针或逆时针方向旋转揉动，揉100~200次。

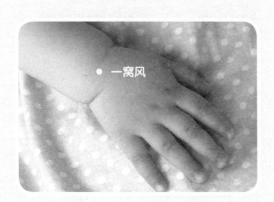

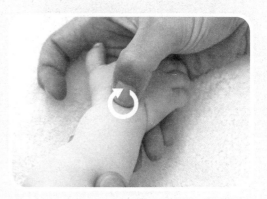

胃热呕吐

临床表现 食入即吐，呕吐物酸臭，口渴喜饮，身热烦躁，面赤唇干，大便臭秽或秘结，小便赤黄，舌质红，指纹色紫。

推天柱骨

位置 颈后发际正中至大椎成一直线。

操作 用拇指或食指自上而下直推，推100～500次。

清大肠

位置 食指桡侧（近拇指一侧），自指尖至虎口（食指与拇指在手掌部衔接处）成一直线。

操作 从虎口直推向食指尖，推100～300次。

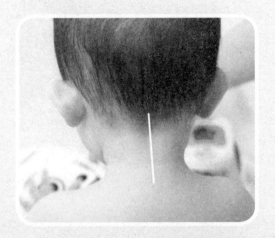

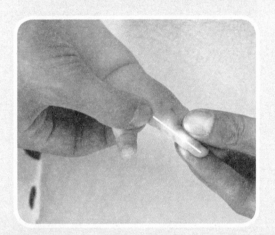

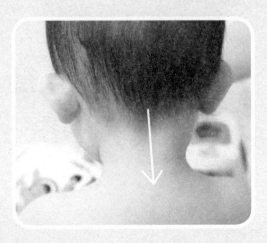

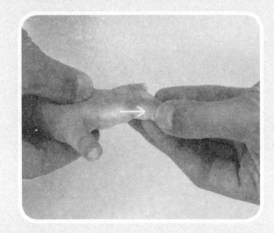

清胃经

位置 拇指掌面近掌端第一节。

操作 向指根方向直推，推100～300次。用力宜柔和均匀，推动时要有节律，频率为每分钟200～300次。

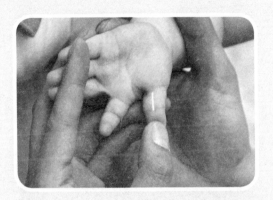
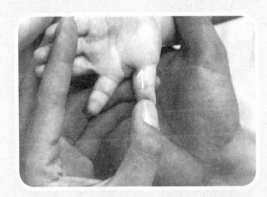

运内八卦

位置 在掌心内劳宫四周。

操作 用运法，顺时针方向掐运，称运内八卦或运八卦。运法宜轻不宜重，宜缓不宜急，要在体表旋绕摩擦推动，不带动深层肌肉组织。频率一般每分钟80～120次为宜。

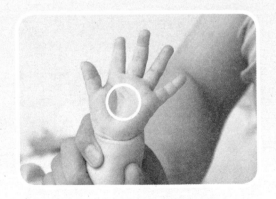
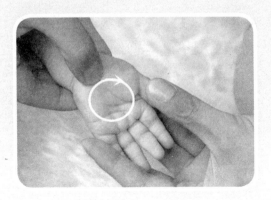

退六腑

位置 在前臂尺侧（小指侧），自肘关节至腕横纹成一直线。

操作 用拇指指面或食、中指指面自肘推向腕，推 100 ~ 200 次。推的方向一定是从肘到腕，不可反向操作！

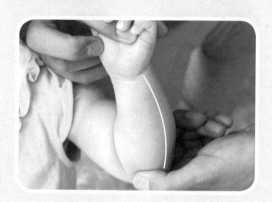
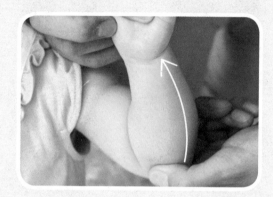

横纹推向板门

位置 在手掌大鱼际部，自腕横纹至大鱼际成一直线。

操作 自腕横纹推向拇指指根，推100 ~ 300次。

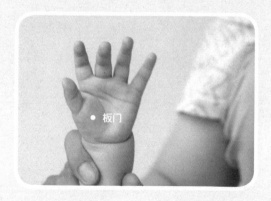

板门

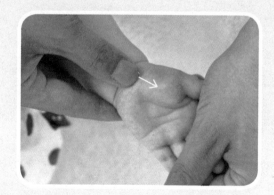

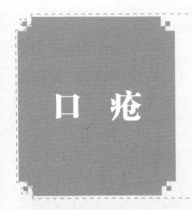

口 疮

口疮是指在口腔黏膜、舌、唇、牙龈等处发生溃疡的一种常见的口腔疾患。本病以2~4岁的小儿多见，一年四季均可发病。中医认为口舌生疮属于心火旺的范畴，也跟饮食结构不合理有关，如喝水少、偏爱肉食、不喜欢蔬菜等。

体质特征 舌尖红赤，舌头上有白色溃疡，疼痛拒食，烦躁不安，口水多。

推拿治疗以清心泻火，清热通腑，滋阴降火为主。

掐揉小天心

位置 掌根大小鱼际交接处凹陷中（又叫鱼际交）。

操作 用拇指揉，称揉小天心，揉100～300次；用拇指指甲掐，称掐小天心，掐5～20次。揉法操作时用力应轻柔而均匀，手指不要离开接触的皮肤。

掐法操作时将拇指伸直并紧贴于食指边缘，拇指指甲垂直用力按压重刺穴位。掐的时候深浅适宜，逐渐用力，以不刺破皮肤为宜。

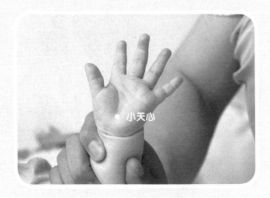

小天心

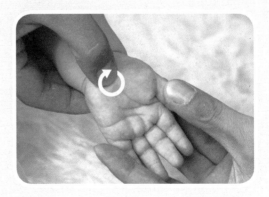

清心经

位置 中指末节罗纹面。

操作 用拇指由指尖向指根方向直推，推100～300次。（心经一般宜清不宜补，若要补可用补肾经代替。）

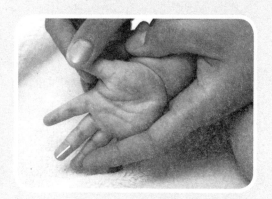
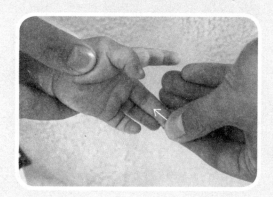

清天河水

位置 前臂内侧正中，自腕横纹至肘横纹成一直线。

操作 用食指、中指指腹自腕推向肘，推100～200次。

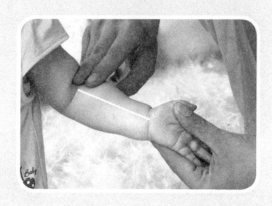
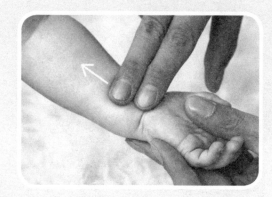

清肝经

位置 食指末节罗纹面。

操作 由指尖向指根方向直推，推100~300次。

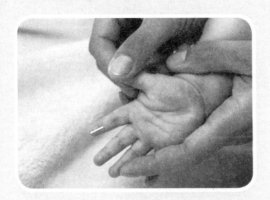
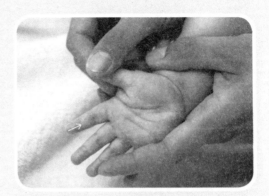

清胃经

位置 拇指掌面近掌端第一节。

操作 向指根方向直推，推100~300次。用力宜柔和均匀，推动时要有节律，频率为每分钟200~300次。

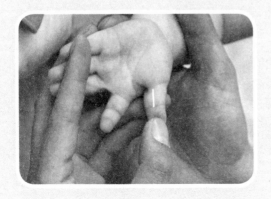
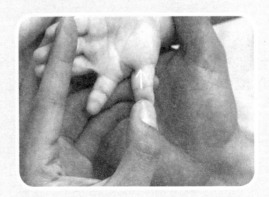

退六腑

位置　在前臂尺侧（小指侧），自肘关节至腕横纹成一直线。

操作　用拇指面或食、中指指面自肘推向腕，推 100 ~ 200 次。推的方向一定是从肘到腕，不可反向操作！

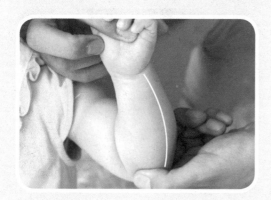 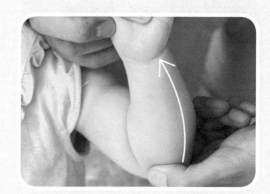

补肾经

位置　小指末节罗纹面。

操作　从小指指间关节直推到指尖，推 100 ~ 300 次。此处一定要注意推动的方向，这与补泻有关，补泻弄错了治疗效果可就不一样了，一定要看仔细哦！

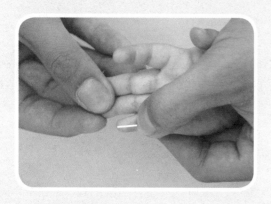 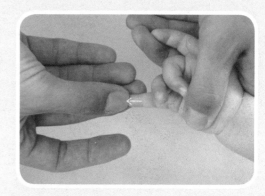

揉二马

位置 手背部无名指与小指掌指关节之间，又称上马。

操作 用拇指指端揉，揉 100 ～ 300 次。

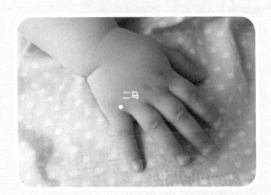
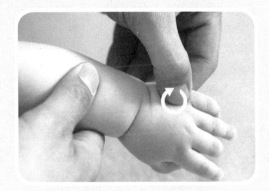

摩腹

位置 腹部中间，肚脐周围。

操作 用手掌或三指并拢按在腹部轻轻地摩动，逆时针摩 5 分钟。指摩可稍轻快，掌摩可稍重缓。

注意一定是逆时针摩动！

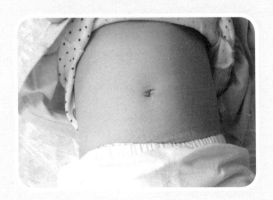
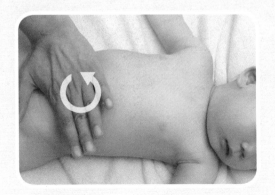

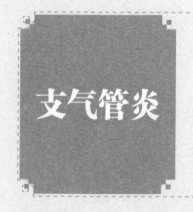

支气管炎

中医学认为支气管炎主要属"风温"病的范围。发病原因多为细菌或病毒感染，烟雾粉尘、大气污染等慢性刺激也可发病。本病早期多无特殊体征，在多数患者的肺底部可以听到少许湿性或干性啰音。啰音有时在咳嗽或咳痰后可暂时消失。

 体质特征 发热、咳嗽、气急、鼻煽、咳痰、呼吸困难等。

缓解支气管炎的推拿手法：

按揉天突

位置 胸骨上窝正中。

操作 按法，以拇指或掌根在穴位上逐渐用力向下按压，称按法。以拇指按压称为指按，又称点法或指针法，取以指代针之意。揉法，以手指指肚吸定于穴位上，按顺时针或逆时针方向旋转揉动。用拇指或中指指端按或揉，按揉 10 ~ 15 次。

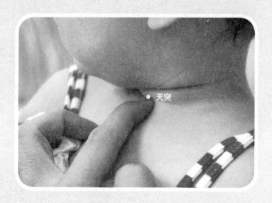
天突

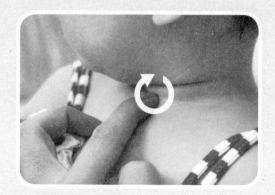

清肺经

位置 无名指末节罗纹面。

操作 由指尖向指根方向直推，推 100 ~ 300 次。一定要注意推动的方向，这与补泻有关，补泻弄错了治疗效果可就不一样了，一定要看仔细哦！

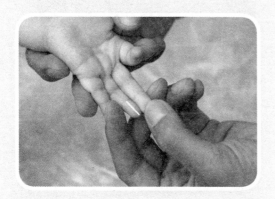
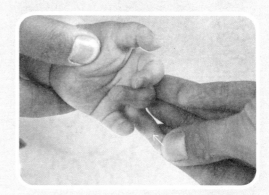

运内八卦

位置 掌心内劳宫四周。

操作 用运法，顺时针方向掐运，称运内八卦或运八卦。运法宜轻不宜重，宜缓不宜急，要在体表旋绕摩擦推动，不带动深层肌肉组织。频率以每分钟80 ~ 120次为宜。

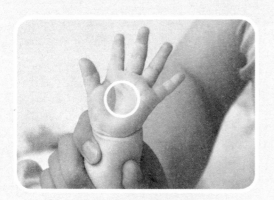
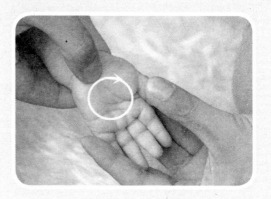

清天河水

位置　前臂内侧正中，自腕横纹至肘横纹成一直线。

操作　用食指、中指指腹自腕推向肘，推100～200次。

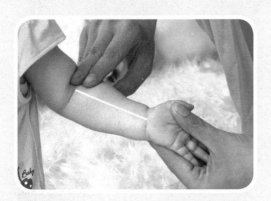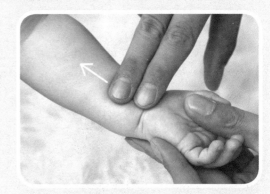

退六腑

位置　在前臂尺侧（小指侧），自肘关节至腕横纹成一直线。

操作　用拇指指面或食、中指指面自肘推向腕，推100～200次。推的方向一定是从肘到腕，不可反向操作！

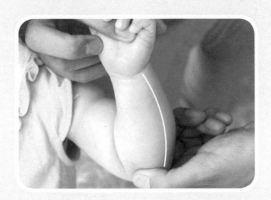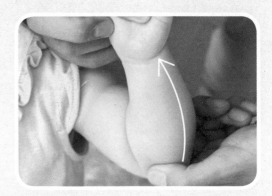

推三关

位置 在前臂桡侧（拇指侧），自腕横纹至肘横纹成一直线。

操作 用拇指侧面或食指、中指指面自腕推向肘，推50～100次。注意推动的方向是从腕到肘，不可反向操作。

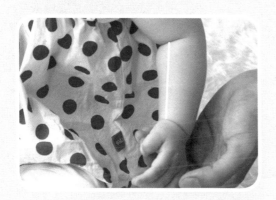 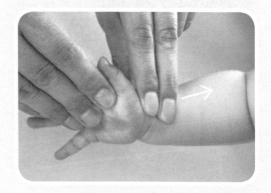

陶医生温馨提醒

  退六腑有清热凉血的功效，孩子单纯咳嗽不发烧时，可以配合推三关，一天3次，有消炎镇咳的效果。发现孩子有炎症时，建议不要急于吃消炎药，应多按这两个穴位。

揉中脘

位置 肚脐向上4寸，于胸骨体下缘到肚脐正中连线的中点。

操作 用中指按揉中脘穴。揉50～100次。

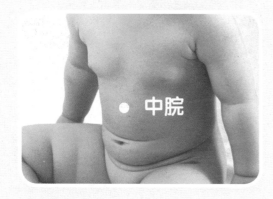 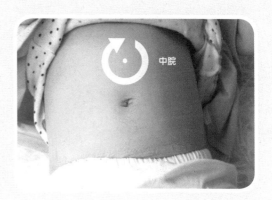

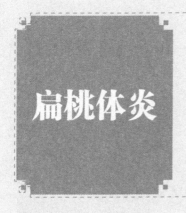

扁桃体炎

扁桃体炎是咽部扁桃体发生急性或慢性炎症的一种病症，是小儿常见病。正常情况下扁桃体对人体起保护作用，能抵御细菌和病毒，小儿身体抵抗力低时，扁桃体抗菌的能力减弱，细菌容易侵入扁桃体，引发炎症。

体质特征 经常咽部不适、异物感、发干、痒、刺激性咳嗽、口臭等。

治疗扁桃体炎的基本推拿手法有：

按揉天突

位置 胸骨上窝正中。

操作 按法，以拇指或掌根在穴位上逐渐用力向下按压，称按法。以拇指按压称为指按，又称点法或指针法，取以指代针之意。揉法，以手指指肚吸定于穴位上，按顺时针或逆时针方向旋转揉动。用拇指或中指端按或揉，按揉 10 ~ 15 次。

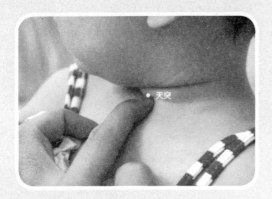

天突

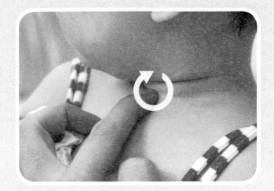

推天柱骨

位置　颈后发际正中至大椎成一直线。

操作　用拇指或食指自上而下直推，推100～500次。

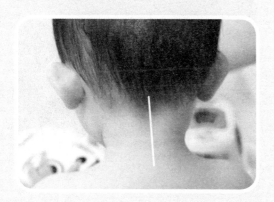
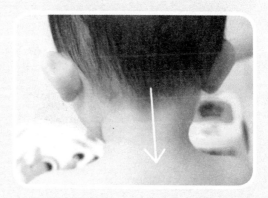

清肺经

位置　无名指末节罗纹面。

操作　由指尖向指根方向直推，推100～300次。一定要注意推动的方向，这与补泻有关，补泻弄错了治疗效果可就不一样了，一定要看仔细哦！

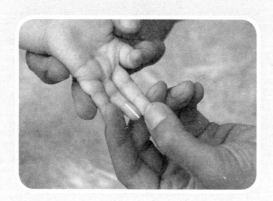
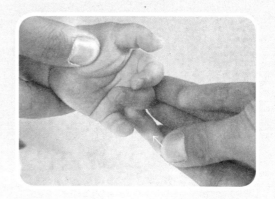

清大肠

位置　食指桡侧（近拇指一侧），自指尖至虎口（食指与拇指在手掌部衔接处）成一直线。

操作　从虎口直推向食指尖，推 100 ~ 300 次。

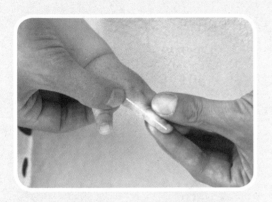
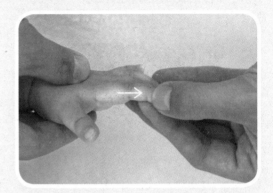

伴有发烧时，增加以下穴位：

退六腑

位置　在前臂尺侧（小指侧），自肘关节至腕横纹成一直线。

操作　用拇指面或食、中指指面自肘推向腕，推 100 ~ 200 次。推的方向一定是从肘到腕，不可反向操作！

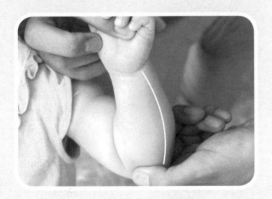
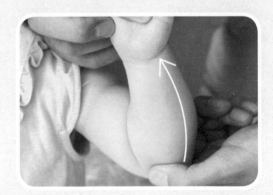

清天河水

位置 前臂内侧正中，自腕横纹至肘横纹成一直线。

操作 用食指、中指指腹自腕推向肘部，推100～200次。

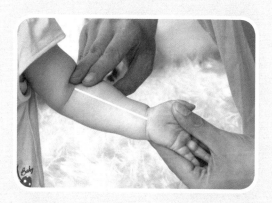
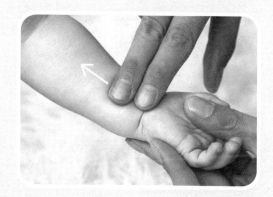

捏脊

位置 大椎至尾骨端成一直线。

操作 拇指在后，食指、中指在前，三指同时用力拿捏皮肤，双手交替捻动，缓缓前移。从尾骨端一直捏到颈部大椎穴，每交替捻动3次，便轻轻用力上提1次，有时可听到"叭、叭"的响声。捏3～5遍，至皮肤红润微充血而止。捏第一遍以及最后一遍的时候不用做上提的动作。

要领 操作时捏起皮肤多少及提拿用力大小要适当，而且不可拧转。捏得太紧，不容易向前捻动推进，捏少了则不易捏起皮肤。捻动向前时，需做直线前进，不可歪斜。

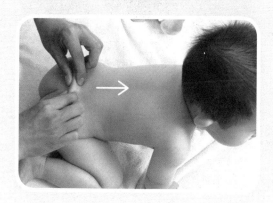
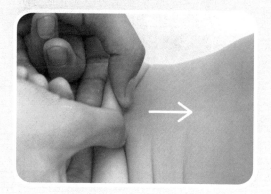

急性结膜炎

急性结膜炎是一种常见眼病。正常情况下，结膜具有一定防御能力，但当防御能力减弱或外界致病因素增加时，就会引发结膜炎。它起病急，春夏之交天气变化剧烈，如果吃了容易上火的食物，就特别容易引发急性结膜炎，就是我们常说的红眼病。

 体质特征 发病者眼睛有较多的水状或者黏液性分泌物，有眼睛红肿、流泪等症状，严重的还伴有结膜下出血。

肝开窍于目，所以很多眼疾常常与肝相关。肝火旺时就特别容易眼屎多，有时还会情绪急躁、脾气大。针对这个问题，小儿推拿有一套治疗急性结膜炎的手法：

推坎宫

位置 自眉头沿眉心向眉梢成一横线。

操作 两拇指自眉心向眉梢做分推，推 50 ~ 100 次。

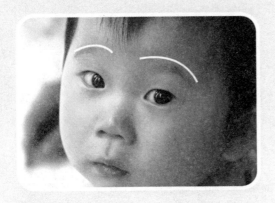 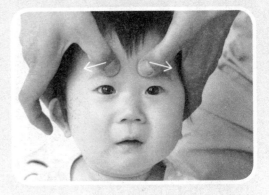

此手法对于各类眼疾都很有效。

清肝经

位置 食指末节罗纹面。

操作 由指尖向指根方向直推，推100～300次。

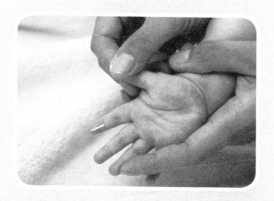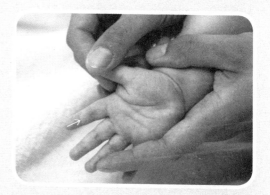

此手法能有效清肝火。

清天河水

位置 前臂内侧正中，自腕横纹至肘横纹成一直线。

操作 用食、中二指指腹自腕推向肘，推100～200次。推的方向一定是从腕到肘，不可反向操作！

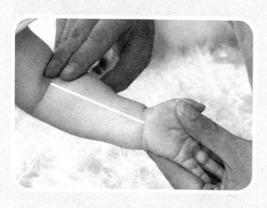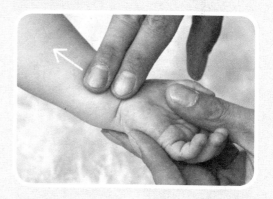

陶医生温馨提醒

这套手法一天两次。同时注意让孩子饮食清淡，多喝水，不要吃上火、易发的东西。

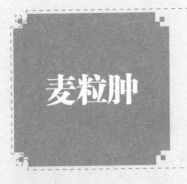

麦粒肿

中医学认为麦粒肿主要是由于风热外感，或热毒积盛，或脾胃炽热使热邪上熏于目导致的。

 体质特征 眼睑皮肤红、肿、热、痛。重者伴有耳前、颌下淋巴结大及全身畏寒、发热等。

肝开窍于目，我们可以用以下手法给孩子推拿：

开天门

位置 两眉中间至前发际成一直线。

操作 两拇指自下而上交替直推，称推攒竹，又称开天门。推50～100次。

推坎宫

位置 自眉头沿眉心向眉梢成一横线。

操作 两拇指自眉心向眉梢做分推，推50～100次。

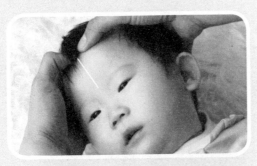

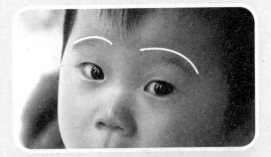

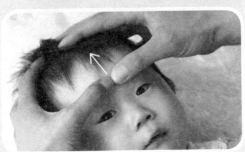

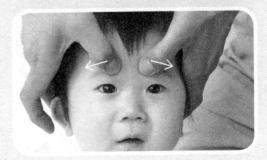

陶医生温馨提醒

　　这套手法一天最好做 1~2 次，坚持 5~7 天。病情严重的可适当增加推拿次数和天数，还可以每天用一些红霉素软膏涂抹患处。

清天河水

位置　前臂内侧正中，自腕横纹至肘横纹成一直线。

操作　用食、中二指指腹自腕推向肘，推 100 ~ 200 次。推的方向一定是从腕到肘，不可反向操作！

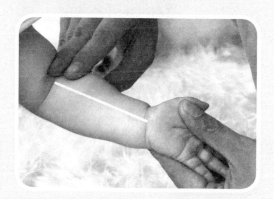
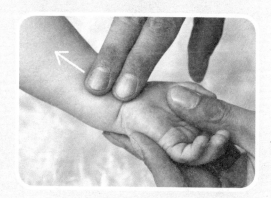

清胃经

位置　拇指掌面近掌端第一节。

操作　向指根方向直推，推 100 ~ 300 次。用力宜柔和均匀，推动时要有节律，频率为每分钟 200 ~ 300 次。

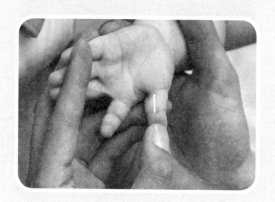
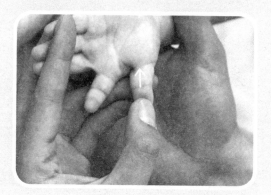

清肝经

位置 食指末节罗纹面。

操作 由指尖向指根方向直推，推100～300次。

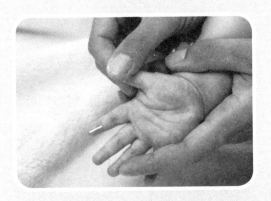 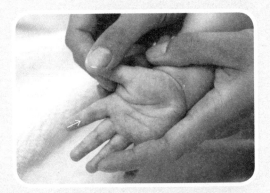

如果麦粒肿长在左眼处，则按揉右手处的穴位，反之亦然。

按揉后溪穴

位置 离掌小横纹穴很近，在手掌小手指外侧面，掌小横纹的延伸线上面。

操作 按摩患者眼睛对侧的后溪穴2~3分钟。

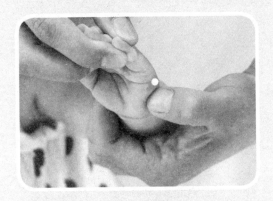 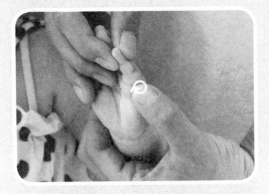

以对侧取穴为原则，如果麦粒肿长在左眼处，则按揉右手处的穴位，反之亦然。

近 视

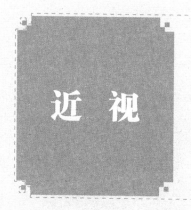

小儿脏腑发育尚未完善，过度或不当用眼会造成眼部疲劳，导致假性近视的发生。假性近视得不到休息或适当治疗，往往会发展为真性近视。小儿推拿治疗对假性近视效果较好。

 眼睛看近清楚，而看远模糊。可伴有眼胀、头痛、失眠健忘、神疲乏力。低中度者眼底一般无变化，用凹球面透镜能矫正近视。高度近视者可见程度不等的眼底退行性改变。

推坎宫

位置 自眉头沿眉心向眉梢成一横线。

操作 两拇指自眉心向眉梢做分推，称推坎宫。推50～100次。

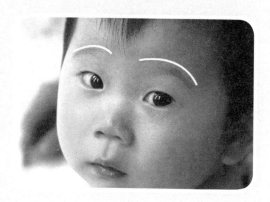

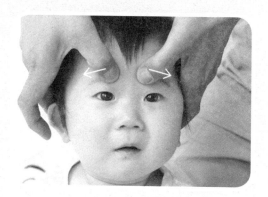

拿风池

位置 耳后枕骨下胸锁乳突肌与斜方肌之间，颅底凹陷当中。

操作 用拇指指端与食中二指指端对称提拿风池穴。拿3～5次。

要领 操作时拇指和其他指用力应协调一致，动作要轻巧灵活，缓和连续，由轻渐重，切忌突然用力。

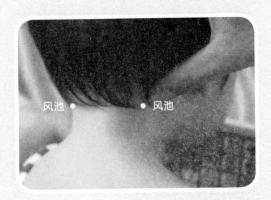
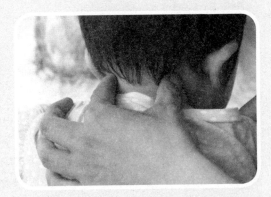

补肾经

位置 小指末节罗纹面。

操作 从小指第二指间关节直推到指尖。推100～300次。一定要注意推动的方向，这与补泻有关，补泻弄错了治疗效果可就不一样了，一定要看仔细哦！

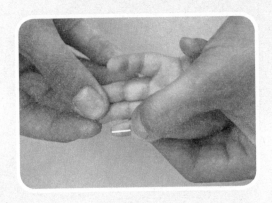
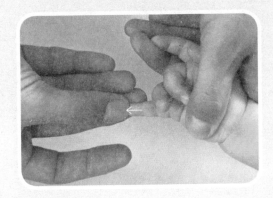

揉肾俞

位置　在第二腰椎棘突下缘（第二腰椎棘突与第三腰椎棘突之间），旁开1.5寸，左右各一个。简便的取穴方法：找到宝宝的胯骨，也就是叉腰摸到的骨头，胯骨高点连线与脊柱相交的地方是第四腰椎，往上倒数两个就是第二腰椎了。

操作　用双手拇指或单手食指、中指分别在两侧穴位上揉动，揉100~200次。

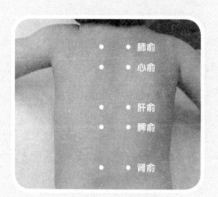

肺俞
心俞
肝俞
脾俞
肾俞

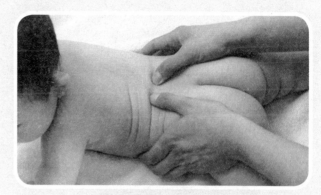

揉肝俞

位置　第九胸椎与第十胸椎棘突之间，左右各旁开1.5寸。

操作　以食、中两指分别置于左右肝俞穴位揉动，揉50~100次。

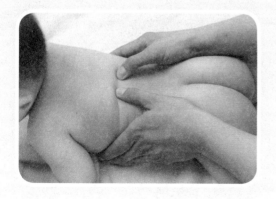

友情提示

　　第九胸椎与第十胸椎棘突找法：让小宝贝趴着，双手放在身体两侧，肩胛骨的下缘水平连线正好经过第七胸椎棘突下，顺着小宝贝的脊椎骨往下倒数，数到第九胸椎就好啦！肝俞穴就在第九胸椎棘突下旁边1.5寸，脊柱两边一边一个。

　　从脊柱到肩胛骨内侧缘，我们规定为3寸。这样1.5寸是不是就很好找了？

多动症是一种较常见的行为异常性疾病，又称"轻微脑功能障碍综合征"，患此症的小儿智力正常或接近正常，却伴有难以控制的动作过多、注意力不集中、情绪容易冲动、认知障碍、学习困难等症状。

按揉百会穴

位置 在头顶正中线与两耳尖连线的相交处。

操作 拇指按或揉，按30～50次，揉100～200次。按压时，拇指伸直，垂直用力，先用缓力按之，渐由轻而重，频起频按，不离其位。

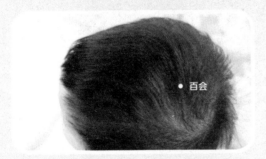

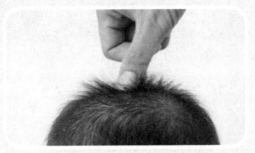

开天门

位置 两眉中间至前发际成一直线。

操作 两拇指自下而上交替直推，推30～50次。

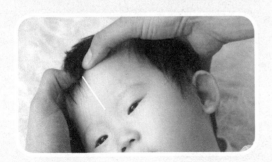

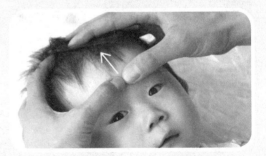

运太阳

位置　眉梢与眼角延长线相交处，眉后按之凹陷处。

操作　以拇指或食指指端在穴位上做弧形或环形运转推动，运30～50次。运法宜轻不宜重，宜缓不宜急，要在体表旋绕摩擦推动，不带动深层肌肉组织。运时向耳廓方向稍用力。

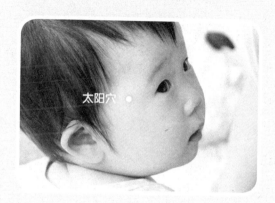
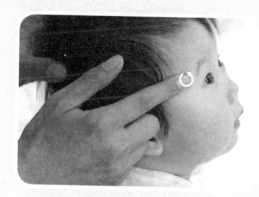

推坎宫

位置　自眉头沿眉心向眉梢成一横线。

操作　两拇指自眉心向眉梢做分推，推30～50次。

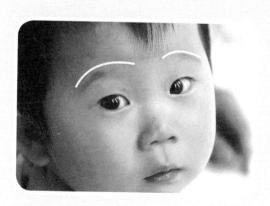
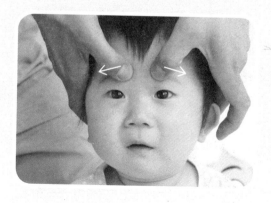

清肝经

位置 在食指末节罗纹面。

操作 由指尖向指根方向直推，推100～300次。一定要注意推动的方向，这与补泻有关，补泻弄错了治疗效果可就不一样了，一定要看仔细哦！

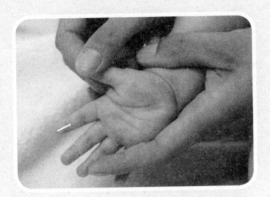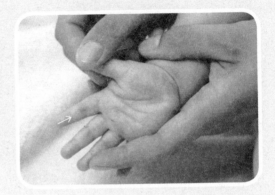

补脾经

位置 拇指末节罗纹面。

操作 将小儿拇指屈曲，沿着拇指的侧面从指尖直推到指根。推100～300次。

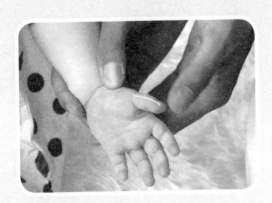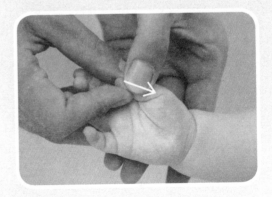

补肾经

位置　小指末节罗纹面。

操作　从小指指间关节直推到指尖，推100～300次。

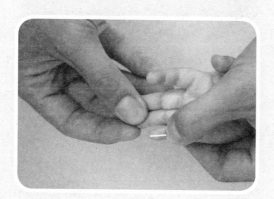
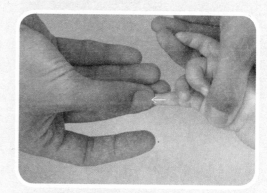

揉小天心

位置　掌根大、小鱼际交接处凹陷中，又叫鱼际交。

操作　用拇指或中指揉，揉100～300次。

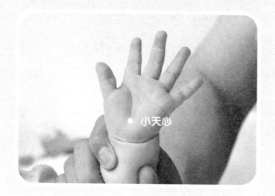

小天心

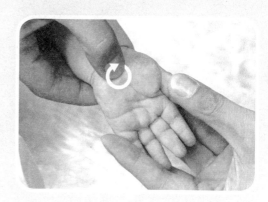

清心经

位置　中指末节罗纹面。

操作　由指尖向指根方向直推，推100~300次。

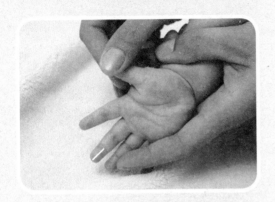 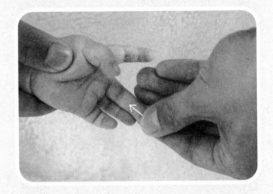

揉二马

位置　手背部无名指与小指掌指关节之间，又称上马。

操作　用拇指指端按顺时针或逆时针方向旋转揉动，揉100~300次。

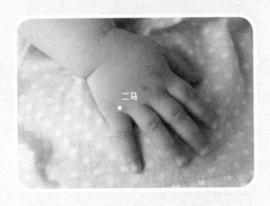 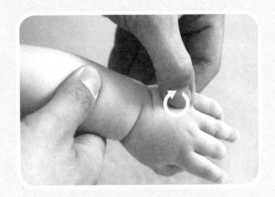

妈妈经验分享：

　　给宝贝做推拿按摩有两个月时间了，其中捏脊是每晚必做的功课，效果还是很显著的。宝贝精力旺盛，每天都是又唱又跳，非常开心。我感觉通过保健按摩，小朋友气血旺盛，肾气充盈了，当然就会精力充沛，吃好睡好，免疫力自然也提高了。

（南昌　浩浩妈）

推脊

位置 颈部大椎穴至尾骨端成一直线，大椎穴在脊柱与双肩水平线相交处。

操作 用食、中二指指腹自上而下做直推，推100 ~ 300次。

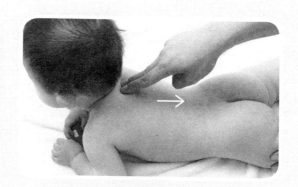

揉心俞

位置 第五胸椎与第六胸椎棘突之间，左右各旁开1.5寸。

操作 以双手拇指分别置于左右心俞穴位处揉动，揉50~100次。

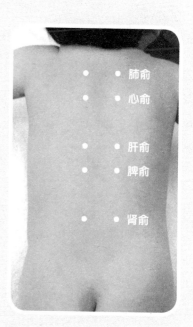

肺俞

心俞

肝俞

脾俞

肾俞

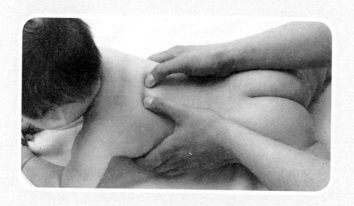

友情提示

第五胸椎与第六胸椎棘突找法：让小宝贝趴着，双手放在身体两侧，肩胛骨（就是后背肩膀附近的两块骨头）的下缘水平连线正好经过第七胸椎棘突下，顺着小宝贝的脊椎骨往上数，数到第五胸椎就好啦！心俞穴就在第五胸椎棘突下旁边1.5寸，脊柱两边一边一个。

从脊柱到肩胛骨内侧缘，我们规定为3寸。这样1.5寸是不是就很好找了？

揉肝俞

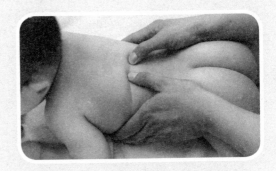

位置 第九胸椎与第十胸椎棘突之间，左右各旁开1.5寸。

操作 以两手拇指或食、中两指分别置于左右肝俞穴位处揉动，揉50~100次。

友情提示

第九胸椎与第十胸椎棘突找法：让小宝贝趴着，双手放在身子两侧，肩胛骨的下缘水平连线正好经过第七胸椎棘突下，顺着小宝贝的脊椎骨往下倒数，数到第九胸椎就好啦！肝俞穴就在第九胸椎棘突下旁边1.5寸，脊柱两边一边一个。

从脊柱到肩胛骨内侧缘，我们规定为3寸。这样1.5寸是不是就很好找了？

揉脾俞

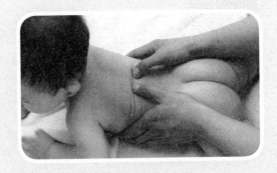

位置 第十一胸椎与第十二胸椎棘突之间，左右各旁开1.5寸。

操作 以两手拇指或食、中两指分别置于左右脾俞穴位揉动，揉50~100次。

友情提示

第十一胸椎与第十二胸椎棘突找法：让小宝贝趴着，双手放在身子两侧，肩胛骨的下缘水平连线正好经过第七胸椎棘突下，顺着小宝贝的脊椎骨往下倒数到第十一胸椎就好啦！脾俞穴就在第十一胸椎棘突下旁边1.5寸，脊柱两边一边一个。

从脊柱到肩胛骨内侧缘，我们规定为3寸。这样1.5寸是不是就很好找了？

中医膳食调理

中医饮食疗法对小儿多动症有着很明显的治疗效果，家长们可以选择适合自己孩子的饮食疗法来对孩子进行食疗。

虾壳汤

虾壳15克，蔓蒲、远志9克，水煎服。每天一次，久服有效。

猪肉百合莲子汤

瘦肉75克，莲子30克，百合30克，共放砂锅内加水煮汤，调味食用。每天一次，连服。

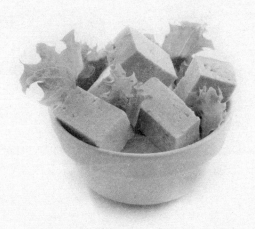

桂圆汤

桂圆肉500克，白糖50克。将桂圆肉放碗中加糖，反复蒸晾三次，使色泽变黑。将蒸好的桂圆肉放凉装瓶，每天服两次，每次4~5颗，连服7~8天。

甘枣麦片汤

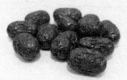

枸杞12克，甘草6克，红枣15克，煎煮20分钟，滤汁，留红枣，加燕麦片20~30克，煮成粥服食。此粥加枸杞后可以养心补肝，对儿童多动症有辅助疗效。

泥鳅豆腐汤

泥鳅500克，白萝卜250克，豆腐250克，加食盐少许，水适量，炖熟后食用。

三七脑髓汤

用新鲜猪脑或羊脑一具或半具，三七粉3克，加少许食盐、葱、姜、蒜等，隔水炖熟，当菜吃。

归芍炖甲鱼

当归10克，赤芍10克，甲鱼1只。先用热水烫甲鱼，使其排尿后，切开洗净其肠，然后将甲鱼肉连壳一起与当归、赤芍放砂锅内，加水适量，炖熟食用。

图书在版编目（CIP）数据

一学就会的小儿推拿／程凯编著 . -- 济南：山东科学技术出版社, 2019.2

ISBN 978-7-5331-9753-7

Ⅰ . ①一… Ⅱ . ①程… Ⅲ . ①小儿疾病—推拿 Ⅳ . ① R244.15

中国版本图书馆 CIP 数据核字 (2019) 第 008611 号

一学就会的小儿推拿

YIXUEJIUHUI DE XIAOER TUINA

统筹策划：李海英

责任编辑：韩晓萌　李海英

装帧设计：侯　宇

主管单位：山东出版传媒股份有限公司

出 版 者：山东科学技术出版社

地址：济南市市中区英雄山路 189 号

邮编：250002　电话：(0531) 82098088

网址：www.lkj.com.cn

电子邮件：sdkj@sdpress.com.cn

发 行 者：山东科学技术出版社

地址：济南市市中区英雄山路 189 号

邮编：250002　电话：(0531) 82098071

印 刷 者：济南新先锋彩印有限公司

地址：济南市工业北路 188-6 号

邮编：250101　电话：(0531) 88615699

规格：16 开（170mm×230mm）

印张：11　字数：200 千　印数：1-10000 册

版次：2019 年 2 月第 1 版　2019 年 2 月第 1 次印刷

定价：39.00 元